天天健康

祖传救命老偏方

吴晓青 主编

山西出版传媒集团
山西科学技术出版社

图书在版编目(CIP)数据

祖传救命老偏方/吴晓青主编.—太原：山西科学技术出版社，2014.7（2025.5重印）

（天天健康）

ISBN 978-7-5377-4867-4

Ⅰ.①祖… Ⅱ.①吴… Ⅲ.①土方-汇编 Ⅳ.①R289.2

中国版本图书馆CIP数据核字（2014）第124235号

天天健康

祖传救命老偏方

主　　编　吴晓青

出版策划　阎文凯　　　　责任编辑　郝志岗

文图编辑　徐艳硕　　　　美术编辑　王道琴

出　　版　山西出版传媒集团·山西科学技术出版社

（太原市建设南路21号　邮编：030012）

发　　行　山西出版传媒集团·山西科学技术出版社

（电话：0351－4922121）

印　　刷　文畅阁印刷有限公司

开　　本　787毫米×1092毫米　1/32　印张：8

字　　数　150千字

版　　次　2014年7月第1版

印　　次　2025年5月第9次印刷

书　　号　ISBN 978-7-5377-4867-4

定　　价　39.00元

前言

当你恶心想吐时，妈妈会在你的肚脐上滴些十滴水；当你牙痛难忍时，外婆会让你含一些花椒末来缓解病痛；当你便秘时，朋友常会推荐你喝蜂蜜水；这些不经意的小动作、小方法，就是流传在民间的老偏方。这本书所介绍的正是最通俗、最简单、最实用，且最有效的老偏方。

偏方是民间流传、不见于古典医学著作的中药方，其方虽然没有被正式的药物或医学典籍所收载，但对某些病症具有独特疗效。因其用法简单、用药价廉、疗效独特受到老百姓的欢迎。它广泛地流传于民间，有着顽强的生命力。

良医不治已病治未病。本书资料翔实，简单实用，大量偏方的取材都来源于日常生活，力求以最低廉的药材取得最佳的治疗效果。因此，本书在传统偏方治病的基础上增加了用偏方预防疾病的部分，这也是本书的一大亮点。通过食养和体育锻炼让你和你的家人远离病痛，满足了人们迫切获取大量健康信息的需要。

书中对各科疾病按照病症、病因、特点以及每一种治疗疾病的药剂配方、用法、功效等做了系统的分析。本书将搜集的偏方按科别进行分类，所选用的方法皆简单易懂，有五官科、内科、外科、皮肤科、骨科、儿科、妇科、男科等几个类别，以“简单、通俗、方便”为原则。

本书以“切于实用，灵验奇效”为要求，将收录的偏方分为食疗、中药、特效理疗三大类。其中食疗偏方，药食俱佳，辅标治本；中药偏方，药性平和，见效迅速；特效理疗偏方，内病外治，安全可靠。本书实用性强，具有用药常见、组方巧妙、简便易行、易学实用、省钱省事的特点，适合大众日常保健的需求，可作为广大读者的家庭“医疗顾问”。

特别提醒：在使用书中方剂之前，必须到医院进行诊断，并在医生的指导下进行治疗。

第一章 传统补益强身方 不治已病治未病 1

第二章 五官、皮肤疾病老偏方 还你健康好容颜 25

第三章 多发疾病老偏方 轻松调治多发小病、陈年痼疾 79

第四章

筋骨疾病老偏方 活血化瘀更快复原

第五章

男女隐疾老偏方 两性健康事半功倍

第一章

传统补益强身方

不治已病治未病

滋阴壮阳

滋阴即治疗阴虚。阴虚的症状表现为肢体消瘦、面容憔悴、口燥咽干、虚烦不眠、大便干燥、小便短黄，甚至骨蒸盗汗、呛咳无痰、颧部发红、梦遗滑精、腰酸背痛、脉沉细数、舌红少苔、少津等，药膳进补治疗可取得良好的效果。壮阳即治疗阳虚。阳虚表现为腰膝酸痛、四肢不温、酸软无力、小腹拘急冷痛、小便不利或频繁、阳痿早泄、肢体瘦弱、消渴、脉沉细或尺脉沉伏等。

二母元鱼

元鱼（即鳖）1只（重约500克），贝母、知母、前胡、柴胡、苦杏仁各5克，黄酒适量。将元鱼宰杀，去头、内脏，切块，放大碗中，加其余上述药材及食盐，加水没过肉块，放入蒸锅中蒸1小时。去药渣，分顿趁热食用，食肉饮汤。本方可滋阴。

葱烧海参

水发海参1000克，清汤250克，油菜心2棵，料酒、湿玉米粉各9克，植物油45毫升，葱120克。用植物油将葱段炸至黄色，制成葱油。把海参下锅，加入清汤和调料，用微火炖烂。将海参捞出，放入大盘内，将菜心放在海参上。当锅内剩余清汤150克时，再加入调料，用湿玉米粉勾芡后浇在海参、菜心上，淋上葱油即成。本方可滋阴。

红枣煨肘

猪肘1000克，冰糖150克，红枣100克。将猪肘以常法处理，红枣洗净，冰糖30克熬成深黄色糖汁。在砂锅底垫几块猪骨，加汤1500毫升，放入猪肘烧开，除去浮沫，再将红枣、冰糖汁及其余冰糖放入，用微火慢慢煨，待猪肘煨至烂熟、黏稠、汁浓即成。本方可滋阴。

虫草全鸭

冬虫夏草10枚，老雄鸭1只。将鸭宰杀，去毛和内脏，剁去脚爪，洗净。用温水洗净冬虫夏草。把生姜、葱切好待用。将鸭头顺颈劈开，取冬虫夏草8枚，装入鸭头内，再用绵纸缠紧，余下的冬虫夏草和生姜、葱白一起装入鸭腹内，然后入盆，注入清汤，用食盐、胡椒粉、料酒调好味，用湿绵纸密封盆口，上笼蒸约2小时，出笼后去绵纸，拣去生姜、葱白，加味精即成。佐餐食。本方可滋阴。

饴糖鸡

母鸡1只，生地黄30克，饴糖100克，枸杞子适量。将母鸡宰杀，洗净，切开鸡腹，加入生地黄、葱、姜、食盐等调料，再灌入饴糖，然后将切口缝合，入枸杞子，翻炒几下，加清水适量，淋入麻油，用武火烧沸后，转用文火炖熬至熟。本方可滋阴。

红烧鹿肉

鹿肉500克，水发玉兰片25克。将鹿肉洗净，切块，玉兰片切成小片，香菜切段。在铁锅内放入菜油，烧热时将鹿肉下锅，炸至火红色时捞出。先下调料，再下鹿肉，小火炖熟，勾芡粉，淋芝麻油，撒上香菜段即成。佐餐食，亦可做下酒菜。本方可壮阳。

附片蒸羊肉

鲜羊肉1000克，制附片30克。将羊肉刮洗干净，煮熟，切块。取大碗1个，放入羊肉（皮朝上）、附片、调料，然后隔水蒸3小时。食用时，撒上葱花、味精、胡椒粉即成。可单食或佐餐食。本方可壮阳。湿热及阴虚体质者忌用。

韭菜炒鲜虾

韭菜150克，鲜虾240克。将韭菜切段，鲜虾去壳。锅烧热，放入菜油，倒入韭菜、鲜虾，反复翻炒，撒入味精、食盐，炒匀即起锅。可作佐膳菜肴，亦可做下酒菜。本方可壮阳。

韭菜粥

新鲜韭菜30～60克或用韭菜子5～10克，粳米60克，细盐适量。取新鲜韭菜，洗净切细（或韭菜子研细末）。先煮粳米为粥，待粥沸后，加入韭菜或韭菜子细末、精盐，同煮成稀粥。早晚各食1次。本方可壮阳。

苁蓉羊肉粥

肉苁蓉10～15克，精羊肉、粳米各60克，细盐适量，葱白2段，生姜3片。分别将肉苁蓉、精羊肉洗净后切细，先用砂锅煎肉苁蓉，去渣取汁，入羊肉、粳米同煮，待煮沸后，加入细盐、葱白、生姜，煮为稀粥。早晚各食1次。本方可壮阳。

● 壮阳狗肉汤

附片15克，菟丝子10克，食盐、味精、生姜、葱各适量。将狗肉洗净，整块放入开水锅内氽透，洗净，切块，姜、葱切好备用。将狗肉放入铝锅内，同姜片一起煸炒，加入料酒后倒入砂锅内，同时将菟丝子、附片用纱布袋装好扎紧，与食盐、葱一起放入砂锅内，加清汤适量，用大火烧沸、小火煨炖2小时，待肉熟烂后即成。服时加味精调味。本方可壮阳。湿热及阴虚体质者忌用。

● 山药蛋黄汁

山药半碗、蜂蜜1勺、蛋黄1粒、米酒2勺；山药为新鲜品，洗净削皮后切成小丁或小片，与蛋黄、蜂蜜、米酒一起加入果汁机内，倒入1碗凉开水，然后打成山药汁，早晚空腹喝下1杯（200～300毫升）。本方适用于阳痿。

● 转动脚踝

坐在床上或椅子上，用手抓住脚尖，转动踝部，由缓到快，转动时不宜用力过猛，以防踝关节扭伤。每次40下，可使一天劳累、紧张缓解，发热病人体温下降，早晚进行效果较好，浴后壮阳效果更好。

补血养气

气和血是生命活动的动力和源泉。气为阳，血为阴，血与气有阴阳相随、互为滋生、互为依存的关系。气之于血，有温煦、化生、推动、统摄的作用。所以，气虚无以生化，血必因之而减少。血之于气，则有濡养、运载等作用。故血虚无以载气，则气亦随之而减少。因此，气虚、血虚日久者，可出现气血两虚，表现为少气懒言、自汗乏力、面色苍白、萎黄、心悸失眠、舌淡而嫩、脉细弱等症。

黄芪蒸乳鸽

肥乳鸽2只，黄芪、枸杞子各6克，水发口蘑30克。将鸽子宰杀，去毛、去内脏、斩头脚，切成块，洗净。黄芪切成长薄片。碗内调入湿淀粉、鸡蛋清、调料，加入鸽子肉、口蘑拌匀摊平，将枸杞子放在四周，黄芪片放在碗的中央，上屉蒸烂熟。佐餐服食。本方可养气。

烩双菇

罐头蘑菇200克（或鲜蘑菇250克），香菇50克。香菇用开水泡开，锅内放入植物油，烧热，加入香菇煸炒1分钟，投入蘑菇与泡香菇的水，再加盐、白糖，待汤汁微沸时，勾芡，调入味精。佐餐服食。本方可养气。

烧牛蹄筋

牛蹄筋250克，青菜心25克，调料适量。将生牛蹄筋放入小砂锅里，加3倍水，用小火煮至八成熟时取出，切成条状，原汤留用；青菜心切成宽条；干团粉加水20毫升调成糊状。用热油锅煸青菜，随即将牛蹄筋、料酒、生姜、酱油及原汤一起倒入，煮开后，加味精、胡椒粉及调好的团粉汁，稍煮即可。佐餐服用。本方可养气。

● 莲米薏苡仁排骨

莲米30克，薏苡仁50克，排骨2500克，冰糖500克，生姜、蒜、花椒各适量。将莲米浸后去皮、心，与薏苡仁同炒香，捣碎，水煎取汁。排骨洗净，放汁液中，加拍碎的生姜、蒜、花椒，煮至七成熟时，去泡沫，捞出凉凉。将汤倒入另一锅内，加冰糖、盐，小火煮浓汁，放入排骨，烹黄酒，翻炒后淋上麻油。佐餐服食，每日1次，连服7～10天。本方可养气。

● 人参粥

白米50～100克，人参10克。将人参切成小块，用清水浸泡40分钟，放入砂锅（或铝锅）内，先用大火煮开，后改用小火熬约2小时，再将米洗净放入参汤中煮成粥。早晚各食1次，常服有效。本方可养气。

● 补虚正气粥

黄芪20克，党参10克，粳米100克，白糖适量。将黄芪、党参切片，用清水浸泡40分钟，按水煮提取法，提取黄芪、党参浓缩液30毫升。粳米洗净煮粥，粥将成时加入黄芪、党参浓缩液，稍煮片刻即可。早晚各食1次，服时酌加白糖。本方可补虚养气。

糯米阿胶粥

阿胶30克，糯米60克，红糖适量。先用糯米煮粥，待粥将熟时，放入捣碎的阿胶，边煮边搅匀，稍煮2～3分钟即可。早晨空腹食用。本方可养气。

人参莲肉汤

白人参10克，莲子10枚，冰糖30克。将白人参、莲子放在碗里，加水适量泡发，再加入冰糖。将碗置蒸锅内，隔水蒸炖1小时。人参可连续使用3次，次日再加莲子、冰糖和水适量，如前法蒸炖。喝汤，吃莲肉，第三次时，同人参一起吃下。早晚各食1次。本方可养气。

黄芪气锅鸡

嫩母鸡1只，黄芪30克，盐5克，料酒15克。将鸡宰杀，去毛、爪、内脏，洗净。黄芪洗净，切段，装入鸡腹内。将鸡放入蒸锅内，加入调料，用绵纸封口，上屉用旺火蒸熟。佐餐食用。本方可养气。

归参炖母鸡

当归、党参各15克，母鸡1只。将母鸡宰杀，去毛和内脏，洗净。将当归、党参放入鸡腹内，放进砂锅，加入调料，用小火炖烂即成。可分餐吃肉喝汤。本方可补血。

地黄鸡

生地黄、饴糖各250克，乌鸡1只。将乌鸡宰杀，去毛及内脏，洗净。将生地黄与饴糖拌匀，装入鸡腹内，鸡放入盆中，入蒸笼内，蒸熟即成。食用时不放盐、醋，吃肉喝汤。本方可补血。

● 归参山药猪腰

当归、党参、山药各10克，猪腰500克。将猪腰切开，剔去筋膜、臊腺，洗净。将当归、党参、山药装入纱布袋内，扎紧口，与猪腰一同放入铝锅内，加水适量，清炖至猪腰熟透。捞出猪腰，切成薄片，放入盘子里，加调料拌匀食用。本方可补血。

● 归参山药猪心

当归、米醋、姜丝各10克，党参30克，山药20克，猪心200克。将猪心切开，洗净，放入铁锅内加盐适量。将当归、党参、山药装入多层纱布袋内，扎紧袋口，也放入锅内，加水适量，清炖至猪心熟透，切成薄片，加调料拌食。本方可补血。

● 当归羊肉羹

当归15克，黄芪25克，羊肉500克。将羊肉洗净，当归、黄芪装入纱布袋内，扎好口，一起放入铝锅，加水适量。置大火上烧沸，再用小火炖烂即成。食用时加味精。吃肉喝汤，早晚各食1次。本方可补血。

● 龙眼酸枣仁饮

龙眼肉、炒酸枣仁各10克，芡实12克。炒酸枣仁捣碎，用纱布袋装。芡实入锅，加水500毫升煮半小时，加入龙眼肉和炒酸枣仁，再煮半小时，取出酸枣仁，加适量白糖，滤出汁液即可。本方可补血。

蜜饯姜枣龙眼

龙眼肉、大枣、蜂蜜各250克，姜汁适量。将龙眼肉、大枣洗净，放入锅内，加水适量，置大火上烧沸，改用小火煮至七成熟时，加入姜汁和蜂蜜，搅匀，煮熟。起锅待冷，装入瓶内，封口即成。日服3次，每次吃龙眼肉、大枣各6~8粒。本方可补血。

归芪蒸鸡

当归20克，炙黄芪100克，子母鸡（未下蛋的小母鸡）1只。将子母鸡洗净，沥净水。把当归洗净，切块。将当归、黄芪装入鸡腹内，然后放入盆内（腹部向上），摆上葱、生姜，加入清汤、调料，盖好，用湿绵纸将盆口封严，上笼蒸约2小时取出，揭去绵纸，拣出生姜、葱，加味精，调味即成。本方可气血双补。

归参鳝鱼

当归、葱白各15克，潞党参20克，鳝鱼500克，料酒30克，大蒜25克，食盐3克，酱油适量。将鳝鱼剖开后，去头、尾及内脏，切丝备用。将当归、党参装入纱布袋内，扎口备用。将鳝鱼丝置锅内，放入药袋，加水适量，放入料酒、葱、姜、蒜、盐。小火熬1小时以上，捞出药袋，加入味精即成。多次服完，鱼、汤皆服。本方可气血双补。

牛肉冻

将牛肉洗净，切成小块，入锅，加水适量，煎煮，每小时取肉汁1次，加水再煮，共取肉汁4次。合并肉汁，以小火继续煎熬至稠黏时为度，再加入黄酒，至黏稠时停火。将黏稠液倒入盆内冷藏，取牛肉冻吃。本方可气血双补。

参归炖猪心

潞党参50克，当归10克，猪心1只，味精、食盐各适量。将猪心去油脂，洗净。将党参、当归和猪心放入砂锅内，加水适量，用小火炖至猪心烂熟即成。食用时放味精和食盐适量。本方可气血双补。

珠玉二宝粥

山药60克，苡米600克，柿霜饼24克。先将山药、苡米捣成粗渣，煮至烂熟，再将柿霜饼切碎，调入溶化。早晚各食1次。本方可气血双补。

仙人粥

制首乌30～60克，粳米60克，红枣3～5颗，红糖适量。将制首乌煎取浓汁，去渣，与粳米、红枣同入砂锅内煮粥，粥将成时放入红糖适量以调味，再煮沸即可。早晚各服1次。本方可气血双补。

健脾益胃

中医学认为：脾胃主饮食消化。脾主运化水谷，胃主受纳腐熟，脾升胃降，共同完成食物的消化、吸收与输布，为气血生化之源、后天之本。脾胃虚弱，会影响食物的摄入、消化与吸收，日久导致气血虚弱、脏器功能减退。

甜辣藕丁

嫩藕250克，鲜蘑菇100克，甜面酱50克，干辣椒1个，调料适量。将藕洗净刮去皮，切丁，浸冷水中。蘑菇切丁，辣椒切末。炒锅置火上，加入菜油，烧至五成热，爆入干辣椒末，倒入甜面酱，再加藕丁、蘑菇丁及适量水，调入姜片、精盐、白糖、味精，煮沸，焖2分钟即可。单食或佐餐食均可。

桂花肚片

桂花30朵，熟猪肚500克，胡萝卜50克。将桂花用清水洗净，猪肚切成大片，胡萝卜切成象眼片。在炒勺中加入猪油150克，当烧至八成热时，放入猪肚及胡萝卜片，翻炒片刻捞出。炒勺中留适量底油，加入葱、姜、蒜末、肚片、胡萝卜片，烹入料酒、醋，加入鸡汤、精盐、味精，烧开后加入湿团粉勾芡，倒入桂花搅匀。佐餐服。

芪蒸鹌鹑

鹌鹑2只，黄芪10克，姜2片，葱白1节，胡椒粉、盐各1克，清汤250克。将鹌鹑煺毛洗净，挖去内脏，斩去爪，冲洗干净，入沸水锅焯1分钟捞出。黄芪用湿纱布擦净，切薄片，纳入鹌鹑腹内。将鹌鹑放入碗中，注入清汤，加葱、姜、胡椒粉，用湿绵纸封口，上笼蒸约30分钟，取出，滗出汤汁，调入盐，将鹌鹑扣入另一汤碗内，浇上汤汁。单食或佐餐食。

● 薏米烧鹌鹑

鹌鹑10只，薏米20克，黄芪、生姜、酱油各10克，胡椒粉3克，植物油50克，肉汤1000毫升。将薏米洗净，黄芪洗净切片，鹌鹑宰杀，去毛、内脏及脚爪，洗净，入沸水锅中焯去血水，对剖成两块。姜切片，葱切长段。将锅置火上，加植物油烧至六成热，下姜片、葱段、肉汤、鹌鹑、黄芪、薏米及调料，大火烧开，改用小火煨至肉烂，用大火收汁，装盘即成。佐膳食。

温肾补虚

肾藏精，主生殖，为先天之本，主骨生髓充脑。补肾又分为补肾阴（滋阴）、补肾阳（壮阳）。肾阴虚表现为腰膝酸痛，眩晕耳鸣，失眠多梦，男子阳强易举、遗精，妇女经少经闭，形体消瘦，潮热盗汗，五心烦热；肾阳虚表现为腰膝酸软而痛，畏寒肢冷，头目眩晕、精神萎靡，或男子阳痿、妇女宫寒不孕，或大便久泻不止、完谷不化，或水肿（腰以下为甚，按之凹陷不起），甚则腹部胀满、全身肿胀、心悸咳喘。

鹿茸酒

鹿茸6克，山药60克，白酒500毫升。将前2味药材放入白酒中，浸泡7日后饮用。适量服用。

淫羊藿酒

淫羊藿50克，白酒1000毫升。将淫羊藿放入酒中，浸泡7日后饮用。适量饮用。

仙茅酒

仙茅250克，白酒1000毫升。将仙茅放入酒中，浸泡7日后饮用。适量饮用。

猪肾粥

猪肾2个，粳米50克，葱白、五香粉、生姜、盐各适量。将猪肾洗净，去筋膜，切细，粳米淘洗干净，同入锅内煮成粥，将熟时入葱、姜、盐及五香粉调之。佐餐食用。

养心安神

神是人体生命活动现象的总称，有广义和狭义之分：广义的神指整个人体生命活动的外在表现，也就是人的精神状态；狭义的神是指人的精神、思维活动。中医学认为心主神志。如果心的功能正常，则人的精神饱满、意识清楚、思维不乱；如果心得了病，轻则出现失眠、多梦、健忘、心神不宁等症，重则可见谵妄、昏迷。因此，养心则安神。

龙眼童子鸡

童子鸡1只（重约1000克），龙眼肉30克。将鸡去内脏，洗净，放入沸水中氽一下，捞出，放入钵或汤锅内，再加龙眼肉、调料和清水，蒸1小时左右，取出葱、姜即可。佐餐食。

玫瑰枣仁心

猪心1个，枣仁20克，玫瑰花10克。将猪心去脂膜，洗净。把枣仁略炒，与玫瑰花共研末，灌入猪心中。将灌药的猪心盛入碗中，隔水蒸或上笼蒸至熟透。食用时去猪心内药末，切片，拌调料服食。

姜枣龙眼蜜膏

龙眼肉、大枣肉、蜂蜜各250克，鲜姜汁2汤匙。将龙眼肉、大枣肉放入锅内，加水适量，煎煮至熟烂时，加入姜汁、蜂蜜，小火煮沸，调匀。待冷后，装瓶即可。每日2次，每次取1汤匙，开水化开，饭前食用。

清肺排毒

久病劳损，或久咳耗伤肺阴，可出现口干咽燥、干咳少痰，或痰少而稠，或咳痰带血，声音嘶哑，形体消瘦，甚则伴有午后潮热、盗汗、颧红、舌红少津、脉细数等症，称为“肺阴虚”。秋承夏后，炎热余威仍存，且秋季气候干燥，人们常会感到口干鼻燥、干咳无痰等燥热症状。粥能和胃补脾、润肺清燥，在煮粥时加入梨、萝卜、芝麻、菊花等食药俱佳的食物，可清暑热、散风热、清肝火、明眼目。

川贝酿梨

川贝母12克，雪梨6个，糯米、冬瓜条各100克，冰糖180克，白矾适量。将糯米淘洗干净，蒸成米饭。把冬瓜条切成黄豆大的颗粒，川贝母打碎，白矾溶化成水。将6个雪梨去皮后，由蒂处切下1块为盖，用小刀挖出梨核，再把它们浸没在水内，以防变色，然后将梨在沸水中烫一下，捞出放入凉水中放凉，再捞出放入碗内。将糯米饭、冬瓜条和适量冰糖屑和川贝母拌匀后，分成6等份，分别装入6个雪梨中，盖好蒂，装入碗内，然后上笼，沸水蒸约50分钟，至梨酥烂后即成。将锅内加清水300毫升，置大火上烧沸后，放入剩余的冰糖，收浓汁，待梨出笼时逐个浇在雪梨上。每次食用雪梨1个，早、晚各服1次。

玉参焖鸭

玉竹、沙参各50克，老鸭1只。将老鸭宰杀，去毛和内脏，洗净放砂锅内。再将沙参、玉竹放入，加水适量，小火焖煮1小时以上，使鸭肉煮烂，放入调料。饮汤吃肉。

● 杏仁豆腐

苦杏仁150克，洋菜9克，白糖、奶油各60克，糖桂花、菠萝蜜、橘子、汽水各适量。将苦杏仁放入适量水中，带水磨成杏仁浆。将锅洗净，放入冷水150克，加入洋菜，置火上烧至洋菜溶于水中，加入白糖，拌匀，再加杏仁浆搅拌后，放入奶油拌匀，烧至微开，出锅倒入盆中，冷却后，放入冰箱中冻成块，即为杏仁豆腐。用刀将其划成菱形块，放入盆中，撒上桂花，放上菠萝蜜、橘子，浇上汽水，即可食用，也可作点心吃。适宜于夏季早、晚食用。

● 贝母甲鱼

甲鱼1只，川贝母5克，鸡清汤1000毫升。将甲鱼切块放入蒸钵中，加入鸡汤、川贝母、调料，上蒸笼蒸1小时即成。佐餐趁热食。

● 萝卜杏仁煮牛肺

萝卜500克，苦杏仁15克，牛肺250克。将萝卜切块，杏仁去皮尖。把牛肺用开水烫过，再以姜汁、料酒上旺火炒透。瓦锅内加水适量，放入牛肺、萝卜、杏仁，煮熟即成。吃肺饮汤，每周2～3次。

● 百合粥

鲜百合30～50克，粳米50克，冰糖适量。将粳米洗净，入锅内，加水适量，置大火上烧沸后改小火煮40分钟，放入百合煮熟即可，食时加入冰糖。早晚各服1次。

黄芪膏

生黄芪、生石膏、鲜茅根、山药细末各12克，甘草细末6克，蜂蜜30克。将石膏捣细，同茅根、黄芪煎沸，去渣，取清汁500毫升，调入甘草、山药末同煮成膏，再调入蜂蜜即可。日服3次，1日服完。

杏仁炖雪梨

苦杏仁10克，去皮、打碎。雪梨1个，去皮、切片。将杏仁和雪梨同放碗内，加冰糖20克、开水适量，然后置锅内隔水炖煮1小时即可。早晚各1次。

鸭梨粥

鸭梨1个，大米50克。先将鸭梨洗净，加水适量，煎煮半小时，除去梨渣后，加入大米煮粥，趁热食用。有润肺、清心、降火之功效。

银耳炖冰糖

取银耳5克，洗后用冷开水浸泡1小时，撕碎，加入冰糖30克，炖熟。每晚睡前服用。

川贝炖雪梨

取雪梨1个，洗净，横断切开，挖去核后纳入川贝末10克，然后将两半合拢，用竹签固定，放碗中，加冰糖20克，隔水炖煮1小时即可。吃梨喝汤，每晚1次。

白蜜萝卜汁

取白萝卜适量。将萝卜洗净，去皮，切碎，以干净布包好，榨取汁，每取50毫升，加白蜂蜜20毫升调匀。每日3次。

雪梨白藕汁

雪梨2个，白藕1节。将雪梨洗净，去皮、核，切碎。把白藕去皮，切碎。将两种碎末榨取汁。代茶饮用，次数不限。

贝母冰糖汁

川贝母5克（研末），冰糖20克。将2味药材同放碗内，加水150毫升，隔水炖煮30分钟即可。早晚各服1次。

百合杏仁粥

鲜百合50克（干品30克），苦杏仁10克（去皮、打碎），粳米50克。将以上药材同煮为稀粥，加白蜜适量。温食，每日3次。

玄参麦冬粥

玄参、麦冬各30克；煎取汁备用。以粳米50克煮粥，熟后倒入药汁再次煮沸，加蜂蜜食用。每日3次。

健脑益智

盛年以后，随着年龄的增长，大脑皮质功能开始减退，大脑皮质负责人的思维功能，如推理、计算、逻辑、语言和概念的产生等，如不注意大脑的营养与锻炼，势必影响人的思维活动。因此，“脑保健”应当成为现代人重要的保健内容。

猪脑枸髓汤

猪脑1具，猪脊髓15克，枸杞子10克，调料适量。将猪脑、猪脊髓洗净，放入碗中，再加入枸杞子、食盐、味精、料酒、酱油等，上笼蒸熟服食。

双耳炖猪脑

白木耳、黑木耳各10克，猪脑1具，调料适量。将黑木耳、白木耳泡发洗净，与猪脑同置锅中，加鸡汤适量，小火炖至烂熟，加入食盐、味精、料酒、椒粉等调味，再煮沸即可服食。

胡桃龙眼鸡丁

胡桃仁、龙眼肉各10克，鸡肉250克，调料适量。将鸡肉洗净切丁，用料酒、淀粉、酱油拌匀，锅中热油，将姜、葱爆香后，加入鸡丁煸炒变色，再加胡桃仁、龙眼肉、葱、姜、椒等，炒至熟时加食盐、味精调味。

龙眼猪髓鱼头汤

龙眼肉10克，猪脊髓100克，鱼头1个，调料适量。将猪脊髓、鱼头洗净，同置锅中，加清水适量，煮沸后加入龙眼肉及葱、姜、花椒、蒜、料酒、米醋等，小火炖至烂熟后，加食盐、味精调味，放入紫苏叶、香菜，再煮沸即可。

益智鳝段

干地黄、菟丝子各12克，鳝鱼肉250克，笋、黄瓜各10克，木耳3克，调料适量。将菟丝子、干地黄水煎2次，去渣取汁。用水泡发木耳，将鳝鱼肉、笋、黄瓜切片。把鳝鱼片放入碗内，加水淀粉、蛋清、盐、药汁拌匀，放温油中炸熟。锅中留油，炸蒜末、姜末，下笋片、黄瓜片、木耳、鳝鱼片，加调料，淋香油，出锅装盘，撒上胡椒面，佐餐食。

黄精蒸鸡

黄精、党参、山药各30克，母鸡1只，调料适量。将鸡宰杀，去毛及内脏，洗净，剁成块，用沸水烫3分钟，捞出，洗净，装入蒸锅内，加入调料、黄精、党参、山药，蒸3小时即可。空腹分餐食用，吃鸡喝汤。

莲子炒鸡丁

鸡脯肉250克，莲子60克，香菇、火腿肉各10克。将鸡脯肉切丁，用蛋清、淀粉拌匀。香菇泡软，同火腿肉切成块。莲子去心，蒸熟备用。先将鸡丁在油锅中煸至七成熟，沥去油，加入莲子、香菇、火腿及适量调味品翻炒片刻，出锅装盘。分数次佐餐食。

延年益寿

人到老年，机体逐渐衰退，尤其各种慢性病相继出现。但是人们可通过一些方式、方法来改善机体组织代谢及器官的功能，从而提高机体抗病能力，使自己延年益寿。

松子抗衰膏

松子仁、蜂蜜各200克，黑芝麻、核桃仁各100克，黄酒500毫升。将松子仁、黑芝麻、核桃仁同捣成膏状，放入砂锅中，加入黄酒，用小火煮沸约10分钟，倒入蜂蜜，搅拌均匀，继续熬煮收膏，冷却装瓶备用。每日2次，每次服食1汤匙，用温开水送服。

桑椹蜜膏

鲜桑椹1000克（或干品500克），蜂蜜300克。将桑椹洗净，加水适量煎煮30分钟，取煎液后加水再煎，取二汁，合并煎液，以小火煎熬浓缩，至较黏稠时加入蜂蜜，煮沸后停火，冷后装瓶备用。早晚各1次，每次1汤匙，沸水冲饮。

乌发糖

核桃仁、黑芝麻各250克，红糖500克。将红糖放入铝锅内，加水适量，小火煎熬至稠时，加炒香的黑芝麻、核桃仁，搅拌均匀后停火即成。将乌发糖倒入涂有菜油的搪瓷盘中摊平、凉凉，用刀划成小块，装糖盒内备用。早、晚各食3块。

芝麻白糖糊

芝麻500克，白糖适量。将芝麻拣净，放入铁锅，小火炒香后凉凉，捣碎，装入瓦罐内备用。每次2汤匙，放入碗中，再加白糖适量，用开水冲服。

归参炖母鸡

当归15克，党参20克，母鸡1只。将母鸡宰杀，去毛及内脏，洗净。把当归、党参、葱、姜、料酒、食盐一起放入鸡腹中，再把鸡放入砂锅内，加适量水，小火炖至鸡肉熟烂即成。可分餐食用，吃肉喝汤。

锅贴杜仲腰片

猪腰、猪肥膘肉各200克，杜仲10克，核桃仁50克，补骨脂8克，火腿150克。将补骨脂、杜仲、核桃仁烘干制成粉末，猪腰去腰臊，与火腿、肥膘肉切成薄片。在鸡蛋清中加面粉、中药末、湿淀粉、熟猪油，调成浆。把肥膘肉摊开，抹上蛋清浆，贴上腰片、火腿片，入油锅中炸成金黄色即成，食用时撒上花椒面即可。

强补猪肝

猪肝250克，香菇、枸杞子各30克，北五加皮、北五味子各10克。将北五加皮、北五味子装入细纱布袋内，扎紧口，与香菇、枸杞子、猪肝共入砂锅内，加清水适量、盐适量，置小火上煮熟，捞出药袋，加入味精、酱油适量即可。每日早晚各食适量。

黄芪方

黄芪、枸杞子、桑椹，茯神、芡实各20份；党参、黄精、首乌、黑豆、五味子、玉竹、紫河车、葡萄干、白术、生地黄、菟丝子，各10份；熟地黄、麦冬、莲子、山茱萸、炙甘草、怀山药、柏子仁、龙眼肉、丹参各5份；乌梅2份。以上药每份以克为单位，酌量研末加蜜制成丸状，每次服9克，早晚长期服用，具有补神固气、保护脏腑之功。

当归菟丝子方

当归、菟丝子、枸杞子各9克，何首乌12克，黄芪15克，西洋参、肉苁蓉各6克，以4碗水、半碗米酒、1只小鸡腿一起炖30分钟后，分成3剂饭前服用，每天1剂，不要间断，至少连续服20天后，再改为每2～3天服用1剂。为避免常食鸡腿吃腻，可改用鲜鱼、猪肉、排骨等共炖。如果是出外者，不方便炖煮，也可请中药店一次配10剂～20剂，研成细粉配开水或酒服用，或请中药店制成药丸，每次服用9克。

本方不但可以延年益寿，而且对于提高免疫力也有实质帮助，同时可以治疗血气虚弱、头晕眼花、未老先衰、早生白发、腰酸背痛、男梦遗不坚、女带下冷感。男女老少均可服用。不过，女性在月经前后应暂停。

第二章

五官、皮肤疾病老偏方

还你健康好容颜

结膜炎

结膜炎，是结膜组织在外界和机体自身因素的作用下而发生的炎性反应的统称，是一种眼科常见病。临床以眼分泌物增多与结膜充血为主要症状。其病因多是由于结膜大部分与外界直接接触，容易受到周围环境中感染性（如细菌、病毒及衣原体等）和非感染性因素（外伤、化学物质及物理因素等）的刺激，而且结膜的血管和淋巴很丰富，容易发炎、过敏。

两根汤

板蓝根、白茅根各60克（幼儿药量减半）。每日1剂，水煎，早、晚饭后服。幼儿则少量频服。禁忌辛辣。适用于急性、慢性结膜炎。

谷精草蜜茶

蜂蜜25克，谷精草、绿茶各12克。将后2味加水250毫升煮沸5分钟，去渣，加蜂蜜，分3次饭后服用，每日1剂。适用于急性结膜炎。

三草汤

金钱草、夏枯草、龙胆草各30克，菊花100克。前3味水煎成500毫升药液，冲泡菊花，分早、晚2次服用。适用于急性结膜炎。

腥菊汤

鱼腥草30克，菊花15克。将以上药材放入保温杯中，冲入沸水，加盖闷15～20分钟。先揭开杯盖，熏蒸患处数分钟，再代茶饮用。每日1剂。适用于风热型急性卡他性结膜炎。

蒲菊汤

蒲公英、菊花各30克，黄连9克。水煎服。每日1剂，分2次服用。适用于急性卡他性结膜炎。

槐菊煎液熏洗双眼

槐花10克，菊花6克。上药煎汤，熏洗双眼。适用于流行性结膜炎。

胖大海敷眼睑

取胖大海3～4枚，用温开水将其泡散。用0.9%的生理盐水冲洗患处后，将泡散的胖大海覆盖患侧上下眼睑（每只眼1～2枚），用纱布固定。每晚1次，每次20分钟，3～4日即可治愈。适用于流行性结膜炎。

黄菊汤

黄柏30克，菊花15克。将以上药材加入开水500毫升浸泡2小时后，再用纱布过滤备用。用时以此药液外敷或洗涤患处，每日2次，每次10分钟。一般用药1～2天即可治愈。适用于急性卡他性结膜炎。

青黛散

青黛、川芎、夏枯草各30克，鹅不食草、薄荷各15克。

将以上药材共研为极细的粉末，储存于瓶中备用，勿泄气。用时先口含温开水，再取药末适量吹鼻，左痛吹右，右痛吹左，双眼均痛则双鼻均吹。吹药时以泪出为度，流泪后吐出所含之水。每日吹2～3次。3天为1个疗程。适用于急性结膜炎。

蚂蟥液

活水蛭3条，蜂蜜6毫升。将活水蛭置于蜂蜜中，6小时后将浸液倒入清洁瓶内备用。每日取此液滴眼1次，每次1～2滴。适用于急性卡他性结膜炎。

蚯蚓水

新鲜蚯蚓3～5条（洗净），白糖适量。将蚯蚓放入碗内，加适量白糖，用碗扣住，待其化出水后，用此水点眼，每日3～5次，每次1～2滴。适用于急性卡他性结膜炎。

千里光眼药水

鲜千里光适量，加水适量，煎煮并过滤取汁，配成1∶1（干品煎汁后按1∶4）的眼药水。用时每2小时滴眼1次，一般用药5～10天即愈。适用于急性结膜炎。

鼻炎

鼻炎是鼻腔黏膜和黏膜下层的急、慢性炎症。主要表现为鼻塞，鼻流浊涕，嗅觉减退，并伴有发热、打喷嚏、头痛、头胀、咽部不适等症。鼻炎有急性鼻炎、慢性鼻炎、萎缩性鼻炎、过敏性鼻炎之分。急性鼻炎即通常所讲的“伤风”，往往是上呼吸道感染的一部分。慢性鼻炎是一种常见的鼻腔和黏膜下层的慢性炎症，大多由急性鼻炎反复发作、迁延不愈引起。萎缩性鼻炎是鼻腔黏膜、鼻甲萎缩的疾病。过敏性鼻炎是身体对花粉、药物等过敏而引起的鼻部异常反应。鼻炎患者平时应加强身体锻炼，以提高身体抵抗力，改善心、肺功能，促进鼻黏膜的血液循环，对预防和治疗鼻炎都有帮助。

丝瓜藤猪肉汤

丝瓜藤（取近根部者）2～3节，瘦猪肉60克，盐适量。将丝瓜藤洗净，切成数段，猪肉切块，同放锅内加水煮汤，加盐调味即可。饮汤吃肉，5次为1个疗程，连用1～3个疗程。适用于萎缩性鼻炎。

姜枣红糖茶

生姜、红枣各10克，红糖60克。前2味煮沸加红糖，当茶饮。本方适用于急性鼻炎，流清鼻涕，也适用于慢性鼻炎。

辛夷乌鱼汤

辛夷3朵，鲜乌鱼1尾（约500克），豌豆苗50克，鸡汤、鸡油、盐、味精、葱、姜、酒等各适量。将辛夷切成丝。乌鱼两侧各剁直刀。放入沸水中煮沸，去皮，再入油锅略煸，加入鸡汤，入调味品煮熟，再撒上辛夷丝，淋上鸡油即可。吃鱼喝汤。适用于慢性鼻炎。

芥菜粥

芥菜头适量，大米50克。将芥菜头洗净，切成小片，同大米煮粥。早餐食用。本方可健脾开胃、通鼻利窍，适用于急、慢性鼻炎。

苍耳子茶

苍耳子12克，辛夷、白芷各9克，薄荷4.5克，葱白2根，茶叶2克。以上药材共研为粗末。每日1剂，当茶频饮。本方可宣肺通窍，适用于慢性鼻炎。

刀豆酒

老刀豆（带壳）约30克，黄酒1盅。老刀豆焙焦，研细末，用黄酒调服。每日1～2次。

刀豆，又称挟剑豆、大戈豆、大刀豆，因豆荚形似刀而得名。刀豆味甘、性温，无毒，有温中下气、益肾补元之功效。本方可活血通窍，适用于慢性鼻炎。

蜂蜜涂鼻法

蜂蜜适量。先用温水洗去鼻腔内的结痂和分泌物，充分暴露鼻黏膜后，再用棉签蘸蜂蜜涂患处，每日早、晚各涂1次。至鼻腔无痛痒、无分泌物、无结痂、嗅觉恢复为止。本方可养血、润燥、消炎，适用于萎缩性鼻炎。

白萝卜煮水熏鼻

白萝卜3～4根。放入锅中加清水煮，待煮沸之后，用鼻吸蒸气，数分钟后，鼻渐畅通，头痛消失。适用于慢性鼻炎、鼻塞流涕、说话带鼻音。

葱白汁熏口鼻法

葱白10根。葱白捣烂榨汁，涂鼻唇间；或用开水冲泡后，趁温熏口鼻。本方通鼻利窍，适用于气滞血瘀型慢性鼻炎，症见鼻塞、涕黄稠。

桃树叶塞鼻法

嫩桃树叶1～2片。将桃叶片揉成棉球状，塞入患处10～20分钟，待鼻内分泌大量清鼻涕不能忍受时取出，每日4次，连用1周。适用于萎缩性鼻炎。

辛夷吹鼻法

辛夷30克。将辛夷研末，储存于瓶中备用。用时取药适量吹鼻，每日3～5次，3日为1个疗程。适用于急性鼻炎。

鼻出血

鼻出血又称鼻衄，是一种常见的症状，一般发生在鼻中隔前部。轻者鼻涕中带血，严重者可出血不止，甚至引起失血性休克，反复出血者还会造成贫血。鼻出血时，可冷敷额部，用手指捏紧鼻孔使肾上腺素收敛，如无效则可用浸油的棉花或纱布条堵塞鼻腔。止血后检查病因再做根本处理。

姜塞鼻法

干姜1块。将干姜削尖，用湿纸包裹后放火边烤热，然后塞入鼻孔。适用于鼻出血不止。

葱泥外敷足心法

带须大葱4根。将大葱捣烂如泥，敷于出血鼻孔之对侧足心，如双侧鼻出血则要敷双侧足心，一般10分钟即可止血。适用于鼻出血。

指压治鼻出血

以拇指和食指捏脚后跟（踝关节及足跟之间的凹陷处），左鼻出血捏右脚跟，右鼻出血捏左脚跟。

两手互勾止鼻血

用两只手的中指互相紧勾，即可在数秒内止血。幼儿不会勾手指，家长可以用自己两手的中指勾住幼儿的左右中指，同样可以止住鼻血。

荸萝莲藕饮

白萝卜、荸荠、莲藕各500克。以上3味药材分别洗净切片，水煎服，每日1剂，连服3～4剂。本方可清泻肺热，宁络止血，适用于肺热引起的鼻出血。

空心菜饮

空心菜250克，白糖适量。将空心菜洗净，加糖捣烂，冲入沸水饮用。本方可清肝泻火、宁络止血，适用于肝火引起的鼻出血。

猪蹄黑枣汤

猪蹄1只，黑枣500克，白糖250克。猪蹄洗净，入黑枣同煮，加糖。分数天食完，连服2～3剂。本方可健脾益气，养胃止血，适用于肝阴肾虚型鼻出血。

白萝卜饮

白萝卜数个，白糖适量。将萝卜洗净、切碎、榨汁，用白糖调服。每次50毫升，每日3次，连服数剂。本方可清胃泻热、凉血止血，适用于胃热上蒸引起的鼻出血、鼻燥、口臭、口渴等。

韭菜汁

韭菜500克。将韭菜洗净，榨汁。夏天冷服，冬天温服。本方有温脾暖胃、益气止血之效，适用于鼻出血伴脾胃虚寒者。

● 荠菜鲜藕汤

荠菜（带花）60克，藕100克。荠菜、藕洗净同煮。喝汤吃藕，每日2次。适用于血热引起的鼻腔出血。

● 鲜藕汁

鲜藕500克。鲜藕洗净，榨汁200毫升，每日3次。本品可消热除烦，适用于血热引起的鼻出血。

● 黄花菜饮

黄花菜60克。将黄花菜洗净，加水煎服。每日2次。本方凉血止血，适用于血热引起的鼻出血。

● 荷叶冰糖汁

鲜荷叶1张，冰糖30～50克。荷叶加冰糖、水3碗，煎至2碗。每次服1碗，早、晚各服1次，连服3日为1个疗程。

每年夏、秋季节各服1个疗程，以巩固疗效。本方可凉血止血，适用于血热引起的鼻出血。

● 木槿花豆腐方

豆腐250克，白木槿花10克，生石膏、白糖各30克。先煎生石膏，再放入木槿花、豆腐，小火煎至豆腐有小孔状即加入白糖。每日服1剂，喝汤吃豆腐，宜冷服。本方可清热滋阴、凉血止血，适用于鼻出血。

● 荠菜蜜枣饮

鲜荠菜90克，蜜枣5～6枚。将鲜荠菜洗净，加入蜜枣，加水1500毫升，小火煎至500毫升。去渣饮汤。本方可清热凉血，适用于鼻出血，以及鼻干口燥等症。

● 生地茅根煎

鲜生地黄（干品15克）、白茅根各30克。以上药材水煎服。每日分2次服用，服1～2剂即可。本方滋阴凉血，适用于鼻出血。

● 青蒿茶

青蒿30克。捣汁，以温开水冲之，代茶饮。本方可清肝泻火、宁络止血，适用于鼻出血。

● 茅根车前茶

绿茶1克，鲜白茅根50～100克（干品减半），鲜车前草150克。后2味药加水300毫升，煮沸10分钟，加入绿茶，分2次服用，每日1剂。适用于鼻出血。

● 白茅花茶

白茅花15克，用水煎代茶饮。适用于鼻出血。

● 丝瓜茶

鲜丝瓜200克，绿茶1克。丝瓜去皮切片，加水450毫升，煮沸3分钟，加入绿茶，分3次服用，每日1剂。适用于鼻出血、咯血、尿血。

口腔溃疡

口腔溃疡是发生在口腔黏膜上的表浅性溃疡，从米粒至黄豆大小，呈圆形或卵圆形，溃疡面为凹状，周围充血。口腔溃疡具有周期性、复发性及自限性等特点，好发于唇、颊、舌缘等。病因及致病机制仍不明确。诱因可能是局部创伤、精神紧张、食物、药物、激素水平改变及维生素或微量元素缺乏等。

双耳山楂饮

取银耳、黑木耳、山楂各10克。所有材料用水煎，喝汤吃食材，每日1～2次。黑木耳具有清肺、润肺、益气补血等功效，具有增强人体免疫力、防癌抗癌等功效。银耳富有天然植物性胶质，加上它的滋阴作用，长期服用可以润肤。本方可有效防治口腔溃疡。

西瓜汁

西瓜适量。取西瓜瓤榨汁，瓜汁含于口中，慢慢咽下，一天数次。西瓜清热解毒，适用于口舌生疮，对治疗高血压也有一定疗效。

萝卜藕汁

萝卜5个，鲜藕500克。所有材料洗净，共捣烂取汁，以汁漱口，每日数次，连续使用有效。萝卜可散瘀血、消积滞、除热毒。适用于口舌生疮、口腔溃烂、有灼痛、口臭、便秘等。

苦瓜饮

取鲜苦瓜160克（干品80克）。苦瓜用沸水冲泡，代茶饮。每日1剂，一般连用3～5日可显效。尤其适用于口腔溃疡。

苦瓜是瓜类蔬菜中含维生素C最高的一种，有增进食欲、明目、助消化、清凉解毒等疗效。

蜂蜜方

蜂蜜适量。将口腔洗漱干净，再用消毒棉签将蜂蜜涂于溃疡面上，15分钟后连口水一起咽下，一天可重复涂擦数遍。蜂蜜可清热解毒，促进组织再生，对工作劳累、熬夜之后火气上升所致的口腔溃疡有较好的治疗效果。

野菊花煎剂涂抹口腔法

野菊花、野蔷薇花、金银花各20克，生甘草6克。所有材料水煎煮成药汁150毫升左右，储存备用。消毒棉签蘸此液轻轻擦拭口腔溃破处，也可将药水含在口中，5～6分钟后再吐掉，每天数次。野菊花可广泛用于治疗疔疮痈肿、咽喉肿痛、风火赤眼、头痛眩晕等病症。野蔷薇花为芳香理气药，可用于治疗胃痛、胃溃疡。

绿茶漱口法

取明矾5克，加水100毫升，进行充分搅拌，含漱1～2分钟；还可用沸水冲泡浓绿茶，在口腔内含漱。坚持用绿茶漱口，能加快口腔溃疡的愈合。

萝卜芥菜子敷剂

取白萝卜30克，芥菜子25克，葱白15克，放一起捣烂，贴于足心，每日1次。

外擦芦荟

用芦荟胶外擦，每日3～4次。适用于口腔溃疡。

隔夜茶

早晨用隔夜茶漱口，坚持数日。适用于口腔溃疡。

贴六味地黄丸

从六味地黄丸上取1小块放入患处，紧闭嘴约10分钟，连续施治2～3次，口腔溃疡即愈。

贴口香糖

口香糖嚼到没有甜味，再用舌头卷贴在创面，可治口腔溃疡。

口含维生素C

患口腔溃疡时，可口含一片维生素C含片，此法对慢性咽炎也有效，也可将其碾碎成面，涂在患处。

牙痛

牙痛为口腔疾病常见症状之一。《诸病源候论》卷二十九："牙齿皆是骨之所终，髓气所养，而手阳明支脉入于齿。脉虚髓气不足，风冷伤之，故疼痛也。"以牙齿及牙龈红肿疼痛为主要表现，多因平时口腔不洁或过食膏粱厚味、胃腑积热、胃火上冲，或风火邪毒侵犯伤及牙齿，或肾阴亏损、虚火上炎、灼烁牙龈等引起。

鸭蛋牡蛎肉粥

咸鸭蛋2个，干牡蛎肉100克，大米适量。将鸭蛋打碎，三者同煲粥，连吃2～3天。适用于牙痛、牙龈红肿的虚火牙痛。

鸭蛋味甘、性凉，具有滋阴清肺的作用，适用于病后体虚、燥热咳嗽、咽干喉痛等病患者食用。

西洋参饮

西洋参5克。将西洋参研细末，用纱布包好，然后放入茶壶中，用沸水冲泡即可。可像喝茶一样饮用。适用于阴虚发热、虚火等引起的牙痛。

西洋参性凉、味甘，除有补气养阴的功效外，还能清火生津，对津液不足、口渴舌燥具有很好的疗效。

水煎露蜂房

露蜂房3克。将露蜂房和半碗清水一起放入砂锅中煎汁，待汁液煎至原来的一半时关火即可。将煎好的汁液含在嘴里一会儿，然后吞下。

露蜂房具有消肿去痛的功效，可以起到缓解牙痛的作用。

● 牙咬腌茄条

茄子200克，盐适量。将茄子切成3~4厘米长的条，加入适量盐，腌渍2小时即可。牙痛时用牙齿直接咬住茄条，疼痛缓解后吐掉。

茄子具有消炎、消肿止痛的作用；盐具有杀菌的功效。本方可以缓解牙龈出血及肿胀的症状。

● 杏仁大蒜外敷法

洗净脸部，取苦杏仁、大蒜各适量，捣碎成泥，外敷于太阳穴处，然后用胶布固定。适用于缓解牙周炎、牙髓炎等引起的牙痛。

需要注意的是，左侧牙痛应外敷于右侧太阳穴处，右侧牙痛则外敷于左侧太阳穴处。

● 六味含漱汤

丁香、花椒、细辛各10克，薄荷、防风、白芷各6克。将以上药材加水500毫升，煎沸后15~20分钟即可去渣取汁备用。每日取汁含漱数次，切勿吞下。适用于牙痛。

● 韭椒膏

韭菜10克，花椒20粒（研末），香油适量。将韭菜洗净，同花椒共捣烂如泥状，加入香油调成稠糊状，涂在病牙一侧的面颊上，药干再涂。数次即愈。适用于牙痛。

● 花椒末

取花椒15克，研末，入50毫升白酒中浸泡10～15天，过滤去渣。用棉球蘸药酒塞入蛀孔内。适用于龋病（龋齿）牙痛，即用即愈。

● 滑甘散

滑石18克，甘草6克，朱砂3克，雄黄、冰片各1.5克。将上药混匀，共研为细面备用。每日早、晚刷牙后涂患处。

或以25克药面加60克蜂蜜调和后，早、晚涂患处。7天为1个疗程。适用于慢性牙周病。

● 白萝卜末外敷法

取白萝卜适量，切成碎末状，然后用干净的纱布将白萝卜末包起来，敷于牙痛的部位，待牙痛症状缓解之后取下即可。这是因为白萝卜具有活血化瘀、消肿止痛的功效，可以有效缓解牙痛症状。

● 牙痛膏

取樟脑、花椒各3克，细辛2克。共研为细末，放铜勺内，用茶盅盖上，再用面糊封严四周，勿漏气。放在小火上加热15～20分钟，待樟脑气透出即收起，放在地上冷却，揭开后药皆在茶盅底，储存在瓷器瓶内备用。牙痛时取适量药置痛处，一般3～5分钟内即可达到止痛效果。适用于龋齿牙痛。

牙周炎

牙周炎是指发生在牙龈、牙周韧带、牙骨质和牙槽骨部位的慢性炎症，多数病例由长期存在的牙龈炎发展而来。由于病程缓慢，早期症状不会造成明显痛苦，患者未及时就医，使组织的破坏逐渐加重，最终导致牙齿的脱落。

牙周炎常表现为牙龈出血、口臭、溢脓，严重者牙齿松动、咬合无力和持续性钝痛。平时需保持良好的口腔卫生，掌握正确的刷牙方法，从而预防牙周炎的发生。

● 酒煮鸡蛋

白酒100毫升，鸡蛋1个。白酒倒入瓷碗中，用火点燃，将鸡蛋打入，不搅动，不加调料，待火熄蛋熟，冷后服用，每日2次。适用于牙周炎。

● 辛甘绿茶方

绿茶1克，细辛3克，炙甘草10克。后2味药材加水400毫升，煮沸5分钟，加入茶叶即可，分3次饭后服，每日1剂。适用于牙周炎、龋齿。

● 涂擦大蒜瓣

大蒜瓣去皮，削开露出断面，用断面在牙齿上反复涂擦，每顿饭后1次。适用于牙齿过敏。

● 五谷虫漱口法

五谷虫20个，冰片0.3克。将五谷虫以油煎脆，与冰片共研细末，储存于瓶中备用。温水漱口，药棉拭干，将药末撒于齿龈腐烂处，每日5～6次。适用于牙周炎。

热姜水漱口法

生姜适量。将生姜切片，放入水中煮沸，然后趁热用热姜水代茶漱口，并清洗牙结石。每日早、晚各1次。也可每日代茶饮用数次。适用于保护牙齿、预防和治疗牙周炎。

月黄散外擦法

老月黄10克，雄黄5克。以上药材共研细末，储存于瓶中备用。在患处擦少许即可，勿口服。适用于牙周炎。月黄即藤黄，据《中国医学大辞典》记载，月黄“味酸、涩、寒，有毒，功用止血化毒、杀虫，治虫牙”。

嚼干茶叶

慢慢嚼干茶叶，早、晚各1次。适用于牙齿过敏。

五倍子汤

用中药五倍子煎汤，1次加2碗水煎成1碗药液；凉了含在口中即可，不必吞咽，1天至少早晚两次。

由于此液甚苦涩，刚开始不必含太久，漱漱口即可。服用3～5天后，肿痛消失；如再犯，如法炮制，则能很快恢复正常。煎药可多些，放在冰箱，用时温后服。

咽喉肿痛

咽喉肿痛是以咽喉部红肿疼痛、吞咽不适为特征，又称“喉痹”。咽接食管，通于胃；喉接气管，通于肺。如外感风热之邪熏灼肺系，或肺、胃二经郁热上壅，而致咽喉肿痛，属实热证；如肾阴不能上润咽喉，虚火上炎，亦可致咽喉肿痛，属阴虚证。咽喉肿痛常见于西医学的急性扁桃体炎、急性咽炎和扁桃体周围脓肿等。

鸡蛋冰糖

鸡蛋2个，冰糖15克，香油1小匙。将鸡蛋打破，浇上香油，一同打散，用沸水冲，盖上盖儿片刻，最后加入冰糖即可。空腹服食，一次食尽。鲜鸡蛋可清咽润喉、止渴。适用于治嗓子疼痛、口渴。

双耳冰糖汤

银耳、黑木耳各适量。将银耳和黑木耳洗净，泡发，将冰糖和泡好的双耳一同放入碗中，加入300毫升凉开水，盖上碗，放在蒸锅里，蒸约1小时，即可食用。

此汤有滋阴润肺、止咳、养胃的功效，可缓解咽喉肿痛。

地黄玄参连翘汤

生地黄、玄参各12克，连翘10克。所有药材用水煎，每日2次，每次1剂。适用于咽喉肿痛、口干咽燥。

生地黄可凉血解毒、养阴生津。

地黄麦冬汤

生地黄60克，麦冬30克，桔梗10克。所有药材用水煎，每日2次，每次1剂。适用于阴虚、咽喉肿痛、口干便秘、虚热盗汗等。麦冬可清热养肺。

薄荷桔梗生甘草僵蚕煎剂

薄荷9克，桔梗6克，生甘草3克，僵蚕5克。所有药材用水煎，每日2次，每次1剂。适用于风热壅盛，咽喉肿痛。

薄荷有抗菌消炎作用，常喝能预防病毒性感冒、口腔疾病，使口气清新。

金银花桔梗煎剂

金银花15克，桔梗、射干各9克，甘草6克。所有药材水煎，每日2次，每次1剂。适用于咽喉肿痛。

金银花味甘、性寒，可清热解毒利咽，疏散风热。

露蜂房末

露蜂房适量。露蜂房烧灰研末，每次3克以乳汁调服，每天固定2次。本方可改善风热牙痛，适用于幼儿喉痹肿痛。

点压左手无名指尖

用右手拇指或食指直接有节奏点压左手无名指尖，坚持每日3次，饭前点压。每次点压5～10分钟，一般3～4日可起到治愈效果。适用于中老年性咽喉炎。

咽炎

咽炎是一种常见的上呼吸道炎症，可分为急性和慢性两种，多与过度使用声带，吸入烟尘及有害气体，过度吸烟、饮酒等因素有关。主要表现为咽干、发痒、灼热，甚者有咽痛、声音嘶哑、咳嗽、发热等症状。急性咽炎常因感染病毒、细菌或受烟尘、气体刺激所致。起病急，初起咽部干燥、灼热，继而疼痛，可伴发热、头痛、声音嘶哑、咳嗽等症状。慢性咽炎常常因急性咽炎未彻底治愈而成。

生梨脯

生梨2个，食盐3～4克。将梨洗净，切成小块，加入食盐，腌渍15分钟。每次取1块含于口中，每日4～6次。适用于治疗咽炎。

荸荠汁

生荸荠适量。将荸荠洗净切碎，用纱布挤压取汁。适量服用。本方可养阴生津，利咽，适用于咽喉炎。

蜂蜜茶

茶叶、蜂蜜各适量。取茶叶（龙井尤佳），用小纱布袋装好，置于杯中，用沸水冲泡，稍凉后加适量蜂蜜，搅匀后缓慢服下，每日5～7次，每次1杯。适用于咽喉炎。

蜂蜜蛋花饮

鸡蛋1个，生蜂蜜20克，香油数滴。将鸡蛋打入碗内，搅匀，以沸水冲开，滴入香油及蜂蜜，调匀。每日2次，早晚空腹服用。本方清肺养阴、化痰散结，适用于肺热伤阴型咽炎。

● 清咽茶

乌梅肉、生甘草、沙参、麦冬、桔梗、玄参各等份。将上药捣碎混合均匀。每次15克，放入保温杯中，以沸水冲泡，盖严浸泡1小时。代茶频饮，每日3次。适用于肺热伤阴型咽炎。

● 海带白糖方

水发海带500克，白糖250克。将海带洗净、切丝，放入锅内加水煮熟后捞出，拌入白糖腌渍1日后食用，每次服50克，每日2次。本方可利咽，适用于慢性咽炎。

● 橄榄海蜜茶

绿茶、橄榄各3克，胖大海3枚，蜂蜜1匙。先将橄榄放入清水中煎沸片刻，然后冲泡绿茶及胖大海，闷盖片刻，加入蜂蜜调匀，饮汁。适用于慢性咽炎。

● 甘桔饮

桔梗6克，生甘草3克。桔梗、甘草研为粗末，共置杯中，以沸水浸泡，温浸片刻。代茶频饮，每日2次。桔梗祛痰利咽，甘草清热解毒。本品可清肺生津、利咽，适用于慢性咽炎。

扁桃体炎

扁桃体炎即扁桃体发炎，是指位于咽部的扁桃体的非特异性炎症，由病毒或细菌感染引起。临床上扁桃体炎分为急性扁桃体炎和慢性扁桃体炎，主要症状是咽痛、发热及咽部有不适感等。此病可引起耳、鼻以及心、肾、关节等局部或全身的并发症。扁桃体炎的致病原以溶血性链球菌为主，其他如葡萄球菌、肺炎球菌、流感杆菌以及病毒等也可引起。

穿心莲末

穿心莲、蜂蜜各适量。穿心莲研末，每次6克，温开水冲服，服用时调入适量蜂蜜，每日2次。穿心莲可清热解毒、凉血消肿。适用于扁桃体炎、急性细菌性痢疾、胃肠炎、口腔炎。

清热解毒合剂

玄参10克，生石膏25克，板蓝根15克，儿茶5克。先将儿茶用纱布包紧，与其他药投入药锅，水煎2次，过滤去渣，再煎10分钟，药液稠浓即可（约50毫升），分2次服用，每日1剂。玄参可凉血解毒、清咽利膈、收敛去腐，适用于扁桃体炎。

金银花煎剂

金银花30克，山豆根15克，甘草6克。三味药煎煮，每日2次，每次1剂。金银花既能宣散风热，还能清解血毒，适用于各种热病，对治疗扁桃体炎有较好的效果。

蒲公英橄榄粥

蒲公英15克，萝卜100克，橄榄、粳米各50克。将蒲公英、橄榄、萝卜共捣碎，用纱布包好，加水适量，水煎20分钟，去渣后与淘洗干净的粳米一同煮粥。餐后服用，每日2次。本品具有清热解毒、消肿止痛的功效，对扁桃体炎有较好的疗效。

胖大海甘草茶饮

胖大海4枚，甘草3克，冰糖适量。将胖大海、甘草洗净放入碗内，冲入沸水，加盖闷半小时左右，加入适量冰糖调味，慢慢饮用。隔4小时再泡1次，每天2次。胖大海可清热、润肺、利咽，适用于干咳无痰、喉痛等症。本方对急性扁桃体炎疗效明显。

一枝黄花煎剂

一枝黄花9~30克。水煎内服，每日1剂。适用于扁桃体炎，咽喉肿痛。

敲太溪穴

太溪穴被古人认为“回阳九穴之一”。正坐或仰卧位，于内踝后缘与跟腱前缘的中间（与内踝平齐处）取穴。正坐，将一腿屈曲放于另一腿膝盖上方，呈“4”字形。用食指或按摩锤敲打太溪穴3~5分钟，以感觉酸胀为度。需要注意的是，敲打时须频率均匀一致，不可时轻时重。

按揉合谷穴

当发生急性扁桃体炎时，手上的合谷穴会出现一个硬结。这时可以用拇指按住这个硬结，用力按揉，多次反复直至硬结消失，疾病就会痊愈。合谷穴位于手背，第1、2掌骨间，第2掌骨中点的桡侧，左右各一，还可以按压头顶的百会穴。按压之后，可改用虚拳拍打，拍打时如能蘸上凉水，效果会更好。

热水泡脚法

首先准备一盆热水，溶入适量食盐，搅匀，将与喉咙发炎一侧相反的脚浸入其中，一次浸泡5分钟左右即可。传统医学认为泡脚可以养肺，长期坚持可缓解喉咙不适。

内金散

鸡内金96克，青黛、冰片各2克。以上药材共研成细末，储存于瓶中备用，勿泄气。每次取蚕豆大小量的药粉，分别吹两侧咽喉。每日吹4～6次。适用于急性扁桃体炎。

三黄液

黄连、玄明粉各3克，黄柏6克，黄芩9克，冰片2克。先将黄连、黄柏、黄芩共研成细粉，再加入开水100毫升密封，浸泡30分钟后过滤去渣。然后加入冰片、玄明粉，备用。用时将此药液装入雾化器，喷喉。成人每次5毫升，幼儿2～3毫升，每日喷6次。不能进食者，经喷喉4～8小时后，均能食用流质饮食。适用于急性扁桃体炎。

中耳炎

中耳炎就是中耳发炎，是累及中耳全部或部分结构的炎性病变，常发生于8岁以下儿童，其他年龄段的人群也有发生，它通常是普通感冒或咽喉感染等上呼吸道感染所引发的疼痛并发症。慢性中耳炎是中耳黏膜、鼓膜或深达骨质的慢性炎症，常与慢性乳突炎同时存在。急性中耳炎未能及时治疗，或病情较重，也可能形成慢性中耳炎。

地黄麦冬汤

生地黄、白芍、白术、大枣、磁石、生牡蛎、麦冬各10克，甘草3克，葱白6克。每日1剂，水煎2次，分2次服用。本方可健脾益气、养血和营、滋阴潜阳，适用于慢性化脓性中耳炎。

白茯苓粥

白茯苓15克，粳米50克。白茯苓研细末，与粳米入砂锅内，加水500毫升，煮成稠粥，每日2次，分早晚温热服食。本品可健脾渗湿，适用于化脓性中耳炎。

柏子仁香油滴耳法

柏子仁10克。将柏子仁烘干研细末，加香油成稀糊状，将药油装入小瓶中。先用双氧水洗净患耳脓液，然后将药油滴入耳道内，早、晚各1次，每次3～4滴，滴完后扯耳轮活动几下，以使药油进入中耳。如果没有并发症，可以不用其他药物。

苦参黄柏散滴耳法

苦参、黄柏各3克，冰片1克，枯矾（煅白矾）2克。先将前2味炭化，再与后2味共研为细末，一起放入烧沸并冷却的麻油中调匀备用。用时滴入患耳内，每日2次，每次2～3滴。苦参可清热除燥、杀虫；黄柏可解毒治疗疔疮；冰片可消肿止痛。此三味药再配合枯矾，本方可有效缓解化脓性中耳炎症状。

大蒜丝瓜汁滴耳法

大蒜2头，丝瓜1根。所有药材洗净，共捣烂，用布包挤汁，滴耳，每次3～4滴，每日3次。需要注意的是，如果耳朵剧烈疼痛，或疼痛持续1周，或疼痛伴有发热，应该及时就诊。另外，耳内有液态分泌物，感到头晕或咀嚼时耳内疼痛，也要及时就医。

白矾猪胆末吹耳法

白矾15克，猪胆1个。将白矾装入猪胆内，放阴凉处晾干，取出白矾研末过筛备用。用过氧化氢溶液冲洗患者耳道，吹适量药物入耳中，每日1～2次。白矾具有较强的收敛作用。本方可清热解毒，适用于化脓性中耳炎。

耳鸣

耳鸣是耳部疾病的常见症状。耳鸣是指病人自觉耳内鸣响，如闻蝉声，或如潮声。耳聋是指不同程度的听觉减退，甚至丧失。耳鸣可伴有耳聋，耳聋亦可由耳鸣发展而来。婴幼儿时期就发生的全聋或严重的重听，因为不能学习语言，会导致聋哑。内耳病变有时可以侵犯前庭系统，使平衡功能失常，所以在耳鸣耳聋的同时，可伴有较严重的眩晕。

枸杞羊肾粥

枸杞叶250克，羊肾1对，羊肉60克，大米60～100克，葱白2段，盐适量。先煮枸杞叶，取汁去渣，与羊肾、羊肉、大米、葱白同煮成粥，加盐适量。每日服1～2次。本方益肾填精，适用于肾虚引起的耳鸣。

柚子肉炖鸡

柚子1个（最好是隔年的），公鸡1只（约500克）。公鸡去毛及内脏，洗净。柚子去皮留肉。柚子果肉放鸡肚内，加清水适量。隔水炖熟。饮汤吃鸡，每2周1次。本方补肾填精，适用于肾虚所致的耳鸣。

苁蓉炖羊肾

肉苁蓉30克，羊肾1对，胡椒、味精、盐等调味品各适量。将肉苁蓉及羊肾（剖洗切细后）放入砂锅内，加水适量，小火炖熟，加入调味品即可。当菜食用。本方补肾益精，适用于肾虚引起的耳鸣，阴虚火旺者慎用此法。

猪肉煮黑豆

猪肉500克，黑豆50克。将猪肉、黑豆同煮，至烂熟。适量服用；可常服。本方健脾益肾，适用于脾肾虚弱导致的耳鸣。

甜酒煮乌鸡

白毛乌骨雄鸡1只，甜酒120毫升。加水适量同煮熟食，连续服用5～6只。适用于肾虚所致的耳鸣，腰膝酸软，阳痿遗精。

天麻炖猪脑

天麻10克，猪脑1个。将猪脑洗净，切成小块，与天麻同置碗内，加适量凉开水，放入锅内隔水炖熟。每日或隔日服1次，3～4次为1个疗程。适用于肝阳上亢型耳鸣。

鸣天鼓功法

两手掌心紧按耳孔，五指置于脑后，然后两手食、中、无名三指叩击后脑，或将两手食指各压在中指上，食指向下滑弹后脑部。每次弹24下，每日3次。适用于耳鸣。

声音掩蔽法

打开收音机，调到一个有噪声的波段，把音量调整到稍高于自己耳鸣的音调，每次听10～15分钟，每天听5～8次，连续数日。

矾连油塞耳法

枯矾、黄连各3克，香油25克。将前2味药研成末后与香油调膏，装入药棉球里，每晚临睡前塞入耳内，次日换之。适用于耳聋伴有分泌物。

芥菜子粉塞耳法

芥菜子30克。芥菜子研细末，分别装在药棉球里，分塞耳朵内，每晚睡前使用，次日更换。本法开郁通窍，适用于耳暴鸣。药棉大小要适度，用力勿过重，以免损伤内耳。幼儿慎用此法。

葱白塞耳法

葱白数段。将葱白放入炭火中煨热，放入耳中，每日更换3次。适用于耳鸣、耳聋。

葱汁滴耳法

葱汁适量。每次滴入耳内2滴。适用于因外伤瘀血聚积所致的耳鸣。

斑秃

斑秃是指突然发生的局限性斑片状脱发。现代医学认为可能与自身免疫或内分泌功能障碍有关。本病可归属于中医学的“油风”等范畴，其病因机理为肝肾阴虚、情志不畅、肝气郁结、气滞血瘀等。

本病患者一般都是突然发病，因无自觉症状常被他人无意中发现。患处皮损特点为脱发处呈圆形或椭圆形，界线清楚，表面无炎症现象。脱发区数目不定，大小不一。

龙眼蜂蜜方

龙眼肉400克，蜂蜜适量。将龙眼肉放入锅内干蒸30分钟后取出，然后将其放在阳光下晒2小时，第二天按上法再蒸再晒，然后添加适量水和蜂蜜，用小火炖熟后服用。适用于斑秃。

归子丸

当归、柏子仁各500克。将以上药材共研细末，炼蜜为丸如黄豆大小，每日服3次，每次9克，饭后服用。适用于斑秃。

姜片擦头皮法

新鲜老姜1块。老姜切片擦头皮，每日2～3次。适用于斑秃，症状如头发局部脱落、短时间内出现脱发斑等。

酒糟鼻

酒糟鼻又称酒渣鼻、玫瑰痤疮和赤鼻，是发于鼻部的一种慢性炎症性皮肤病，多发于中年人。通常表现为外鼻皮肤发红，以鼻尖最为明显，有时透过皮肤可看到扩张的小血管呈树枝状，鼻子显得又红又亮。病情进一步发展，皮肤可增厚，甚至长出皮疹或小脓疮，外观粗糙不平，像酒糟样，故名酒糟鼻。

造成酒糟鼻的原因与毛囊虫螨感染有关，此外精神紧张、情绪激动、胃肠功能紊乱（胃酸减少，便秘）、病灶感染、酗酒、嗜食辛辣食物、冷风及高温刺激也是酒糟鼻产生的原因。

七花煎

月季花、鸡冠花、凌霄花、红花、金银花、野菊花、生槐花各10克。每日1剂，水煎分3次服。本方适用于酒糟鼻。

百部酒涂擦法

百部、白酒各适量。以百部1克、白酒2毫升为比例，浸泡5～7日后用于擦抹鼻子，每日2～3次，1个月为1个疗程。适用于酒糟鼻，症状如鼻部皮肤潮红、红斑、油腻光滑等。

大黄擦法

大黄粉、硫黄各15克，蒸馏水100毫升。将大黄粉、硫黄加蒸馏水拌匀密封1周后使用。每日早、中、晚各擦1次。适用于酒糟鼻。

皮炎

皮炎是一种常见而顽固的疾病，反复性大。皮炎最为常见的特征是瘙痒、脱屑等。常见的皮炎有神经性皮炎、脂溢性皮炎、接触性皮炎等。神经性皮炎是一种神经官能性皮肤病，它以皮肤苔藓样变和阵发性剧痒为特征。脂溢性皮炎是在皮脂溢出过多的基础上发生的一种慢性渗出性皮肤炎症。其病因多与体质、内分泌失调或细菌感染、气候变化、刺激性食物及外伤等有关。接触性皮炎是因接触某一特定致病物质引起的皮肤炎症，炎症局限于某一特定部位并常有清晰、明确的边界。

● 蒲公英金银花饮

蒲公英90克，金银花60克，甘草30克。以上3味药加水2000毫升，煎至1200毫升，去渣备用。每次服200毫升。初期每2小时服1次，待浮肿等症状减轻后改为4小时服1次。本品具有清热解毒，利湿消肿的功效，适用于日光性皮炎。

● 地黄白茅根汤

生地黄30克，白茅根90克，仙鹤草、藕节炭各10克，红枣4颗。以上药材水煎服，每日1剂，20日为1个疗程。适用于色素性紫癜性苔藓样皮炎。

● 猪蹄甲酒

新鲜猪蹄甲、黄酒各适量。猪蹄甲焙干，研细末，每次15～30克，以黄酒60～90毫升冲服，服后盖被发汗。每周1～2次，10次为1个疗程。适用于神经性皮炎。

菖蒲酒方

石菖蒲500克，大米200克。将菖蒲切细，加入清水1500毫升，煎煮至剩300毫升，过滤去渣，取药液，然后放入大米，如常法酿酒。每天饭前温饮20毫升。本方具有养血祛风之功，常用于治疗血虚风燥型神经性皮炎，症状如患处剧痒、皮损渐呈苔藓样等。忌食生冷食品。

蜂蜜芹菜汁

新鲜芹菜适量，洗净压取汁液，然后添加等量蜂蜜，每天服2～3次，每次1勺，饭前服用。适用于皮炎。

艾叶茶姜蒜法

陈茶叶（1年以上）、陈艾叶各25克，老姜（捣碎）50克，紫皮大蒜2头（捣碎），盐适量。以上药材水煎，加盐适量，分2次外洗。适用于神经性皮炎。

红皮蒜敷贴法

红皮蒜适量。红皮蒜去皮捣烂如泥状，敷患处，约5毫米厚，盖以纱布，用胶布固定，每日换药1次，连用7日。适用于神经性皮炎。

陈醋擦法

陈醋500毫升。将陈醋入锅中熬至50毫升。先将患处用温开水洗净，以醋擦之，每日早、晚各1次。适用于皮炎，可缓解皮炎引起的不适症状。

韭菜糯米浆外敷法

韭菜、糯米各一份。以上药材混合捣碎，局部外敷，将敷料包扎，每日1次。适用于接触性皮炎。

小苏打洗浴法

小苏打适量。将小苏打溶于热水中进行洗浴，全身浴用小苏打250～500克，局部浴用50～100克。适用于神经性皮炎。

鲜姜擦法

鲜姜250克，10%的盐水1000毫升。将鲜姜捣碎，用布包拧取汁盛于杯内，再用盐水洗净患处，擦干，用棉签蘸姜汁反复涂擦，至姜汁全部用完为止。每周1次。头部有感染时可用复方新诺明1克，每日2次，连服5日，待炎症消失后再用上述药方。适用于头部脂溢性皮炎。

涂擦口水

腿上患皮炎，痛痒，可在早上起床时，不说话，待口水分泌后，将口水涂在患处，连续3天即可。适用于皮炎。

藿香正气水

皮炎瘙痒难止，无论溃破与否，均可用藿香正气水外涂，每日数次，有止痒散风效果。适用于夏季皮炎。

醋泡大蒜

用米醋泡大蒜（紫皮蒜），用棉球蘸醋擦患处，虽疼痛但止痒，每日擦3～4次，1周为1个疗程。适用于神经性皮炎。

伤湿膏

把强的松、B族维生素和维生素C片研末撒在伤湿膏上，贴在患处，1日换1次，直到痊愈为止。适用于神经性皮炎。

海带方

取少量的海带，洗净后用温开水泡3小时，捞出海带，加温水洗浴患处。适用于神经性皮炎。

甘草方

甘草适量加水煎煮，过滤去渣，外洗患处，一般1次即可见效。凡因接触油漆、花粉、某种野草或化学物质而引起的全身瘙痒，并有大小不等的丘疹，程度不同的发痒，甚至皮肤红肿、有渗液等症状，均可用此方治愈。

外用方

射干30克，加水750毫升，煎煮1小时后过滤，另加食盐6克，外擦。使用时稍加温，30～40℃为宜。适用于水田皮炎。

韭菜叶捣烂，擦于患处。适用于皮炎。

五倍子、蛇床子各30克，水煎外洗。适用于皮炎。

五倍子250克，白酒1000毫升，明矾90克。混合浸泡1～2天备用，每天外擦3～4次。适用于皮炎。

皮肤瘙痒

皮肤瘙痒症是指无原发皮疹，自觉瘙痒的一种皮肤病。多发于老年及青壮年，冬季多发。瘙痒症患者应注意减少洗澡次数，洗澡时不要过度搓洗，不用碱性肥皂。内衣以棉织品为宜。戒烟酒、浓茶、咖啡及一切辛辣刺激性食物，适度补充脂肪。

苦菜煮大肠

猪大肠、绿豆、苦菜干（即败酱草干）、盐各适量。绿豆先煮20分钟，然后装入洗净的猪大肠内，两端用线扎紧，同苦菜干一起煮熟，加盐调味，食用，隔1～2日服1剂。适用于风热所致的皮肤瘙痒。

红枣泥鳅汤

红枣15克，泥鳅30克，盐适量。将红枣与泥鳅煎汤，加盐调味。每日1剂，连用10日。本方养血润燥，适用于血虚肝旺型皮肤瘙痒，伴头晕眼花、心慌失眠等症。

黄精酒

黄精20克，白酒500毫升。黄精洗净切片，装入纱布袋内，扎紧袋口，浸入白酒中，封口，10日即成。适量饮用，每次1小盅。适用于血虚肝旺型皮肤瘙痒（此症多见于老年人）。

绿豆炖白鸽

幼白鸽1只，绿豆150克。将白鸽除去毛及内脏，加绿豆和适量酒炖熟，食用。本方清热利湿，适用于湿热所致皮肤瘙痒（此症多发生在女阴、阴囊、肛门等处）。

● 海带绿豆汤

海带、绿豆、白糖各适量。将海带洗净切碎，与绿豆、白糖一起煮汤服食。每日1剂，连服6～10剂。本方清热利湿，适用于湿热下注型皮肤瘙痒症，症见局部瘙痒不止、白带增多、口苦胸闷等。

● 止痒散

乌梢蛇、蜈蚣、蝎子各15克。以上药材共研成细末，备用。每晚于临睡前服4.5克，开水冲服。日服1次，可止痒。适用于皮肤瘙痒症。

● 红枣姜桂饮

红枣10颗，干姜9克，桂枝6克。将3味药材共煎汤服，每日1剂，1周为1个疗程。本方疏风散寒，适用于风寒外袭型皮肤瘙痒，此症发病，部位多见于大腿内侧、小腿屈侧及关节周围等。

● 密陀僧粉涂抹法

密陀僧、醋各适量。将密陀僧放炉火中烧红后，立即投入醋中，待冷后将药捞出。如此反复7次后，将药研为细末。同时加茶油调匀，涂患处。适用于皮肤瘙痒者。

醋水外洗法

醋150毫升，水200毫升。醋加水烧热洗头，每日1次。本方清热祛风，适用于头部皮肤瘙痒。

油醋涂擦法

酱油、醋各适量。将酱油与醋混合，涂擦患处，清热祛风。适用于风热外袭所致的皮肤瘙痒，症见瘙痒剧烈、热后更甚、抓后呈条状血痂等。此方用于皮肤剧烈瘙痒者，用药棉擦拭的时候不要用力过大，但要反复擦拭，直至皮肤有热感。擦拭结束后，用清水洗净。

花椒明矾汤外洗法

花椒30克，明矾15克。将2味药材煎汤，待稍凉后，洗患处，每日1～2次。本方疏风散寒，适用于风寒外袭型皮肤瘙痒。

鱼腥草汤

鱼腥草120克，野菊花、苦楝皮、千里光、朴硝各60克。以上药材加水1500毫升，煎至1000毫升，将药液倒入盆内，待温后反复洗浴患处。每日1剂，洗2次，每次洗15～30分钟，可杀菌止痒，适用于皮肤瘙痒症。

荨麻疹

荨麻疹俗称“风疹块”、“风疙瘩”，是一种常见的过敏性皮肤病，在接触过敏源的时候，会在身体不特定的部位冒出一块块形状、大小不一的红色斑块，这些产生斑块的部位，会出现发痒的情形。荨麻疹可以分为急性和慢性两种。急性荨麻疹为暂时性的过敏反应，只要遵照医师的指示治疗，大多可在数日内痊愈。而慢性荨麻疹则可持续反复发作数月至数年。本病可因外界冷热刺激，或因食物、药物、生物制品、病灶感染、肠寄生虫或精神刺激等因素而诱发。中医学认为，本病是由于风寒、风热、风湿之邪侵犯人体肌肤而成。荨麻疹患者应留意引起疾病的过敏源，避免接触致敏原，忌食辛辣等刺激性食物，注意保持大便通畅。

胡萝卜炒笋丝

胡萝卜、竹笋各50克，黄花菜15克，金银花10克。竹笋、胡萝卜洗净切丝，与黄花菜同炒。待起锅后，拌入金银花即可。佐餐食用。本方有清热凉血之功效，适用于荨麻疹，症见风疹色红，遇热则剧，待冷则减，或咽喉肿痛等。

南瓜炒牛肉

牛肉300克，南瓜500克。牛肉炖至七成熟，捞出切条。南瓜去皮、瓤，洗净切条，与牛肉同炒至熟。佐餐食。本方具有补益脾胃之功效，适用于荨麻疹伴恶心呕吐、腹胀腹痛者。

糖醋拌银耳

银耳12克，白糖、食醋各适量。银耳泡发，再用开水冲洗，掰成小块，放在盘内，加白糖和醋拌匀后食用。本方凉血消炎，适用于荨麻疹。

椒盐桃仁

桃仁300克，花椒盐适量。桃仁洗净，晾干，去皮尖，油炸后，放入花椒盐拌匀。适量服食。本方可活血化瘀，适用于荨麻疹。

菊花冬瓜茶

冬瓜皮（经霜）20克，菊花15克，赤芍12克，蜜蜂适量。水煎代茶饮，每日1剂，连服7～8剂。适用于荨麻疹。

清炒空心菜

空心菜400克，菊花10克。先煎菊花，取汁15～20毫升。空心菜炒熟后，将菊花汁淋在其上，加调料即可。本方清热凉血，适用于荨麻疹伴咽喉肿痛者。

鲜藕方

鲜藕300克，红糖10克。鲜藕洗净切片，用开水焯过后，放入调料及红糖，拌匀即可。当点心吃。本方活血通络，适用于荨麻疹，症见风疹黯红、面色灰暗等。

松叶酒

松叶90克，黄酒600毫升。将松叶切细，入黄酒中，小火煮沸，候温去渣，分3次温后服用，饮后处温室中，注意避风，覆被发汗，未愈再服。适用于荨麻疹常年不愈。

参枣五味汤

红枣15克，党参9克，五味子6克。将以上药材水煎，饮汤吃枣，每日1剂。适用于脾胃虚弱型荨麻疹，症见性寒怕冷、胸脘胀闷、神疲乏力等。

珍珠粉莲子汤

莲子18克，珍珠粉2克，红糖适量。莲子去心，加红糖适量煮熟，食莲子，汤冲珍珠粉服用。每日1剂，连服7～8剂。适用于荨麻疹，伴恶心呕吐、腹胀腹痛、神疲乏力等。

芫荽酒喷法

芫荽120克，白酒2杯。将芫荽细切，酒煮沸，入芫荽再煎沸，候温，收瓶备用。每次含1大口，从胸至足微喷之，勿喷头面。适用于荨麻疹，伴发热、恶寒、胸闷气短、口干口苦等。

大蒜煎液外洗法

大蒜（打碎）、盐各15克，明矾12克。将以上药材水煎，趁热洗患处。适用于荨麻疹。

湿疹

湿疹是一种特殊类型的变态反应性皮肤疾病，临床表现为密集的丘疱疹，且皮肤损伤处糜烂，古代称之为“浸淫疮”。这种病很常见，发病率约占皮肤科各类疾病的10%。湿疹可以发生在身体的任何部位，在头面、耳郭、乳房、会阴、四肢更为常见。湿疹一般分为急性、慢性、亚急性三种。急性湿疹经过治疗，一般在1～2周后可以痊愈，若治疗不当，就转为亚急性或慢性湿疹。急性湿疹发病突然，皮损形态多样，有弥漫性的红斑、密集的丘疹或丘疱疹、水疱、脓疱、渗水、糜烂、结痂等，边界不清，范围有大有小，分布有一定的对称性，瘙痒剧烈，反复发作。慢性湿疹的皮肤损害比较局限，病情发展缓慢，皮损处皮肤肥厚，有时有皲裂及色素沉着，边界清楚。亚急性湿疹介于急性湿疹和慢性湿疹之间。

黄连蛋清外敷法

黄连12克，鸡蛋清适量。黄连研细末，调入鸡蛋清，搅拌均匀，敷患处。本方可清热利湿，适用于急性湿疹，症见红斑水疱、瘙痒难忍等。

明矾茶浸泡法

茶叶、明矾各60克。将茶叶、明矾入500毫升水中浸泡30分钟，然后煎煮30分钟即可。外用，每次用此茶水浸泡患处10分钟，不用布擦，使其自然干燥。本方清热利湿，适用于急性湿疹。

绿豆香油膏涂抹法

绿豆粉、香油各适量。将绿豆粉炒至色黄，放凉，用香油调匀涂患处，每日1次。本方健脾除湿，适用于脾虚湿盛引起的急性湿疹，症见皮损暗红，表面水疱渗液，面、足浮肿等。

甘蔗皮汤外洗法

甘蔗皮、甘草各适量。将两者煎汤，用药液清洗患处，每日2次。本方适用于慢性湿疹。

苦参芒硝汤外洗法

苦参、芒硝、威灵仙根各60克，黄柏、金银花、薄荷、大黄各30克，花椒15克。煎水外洗，每日2次，适用于湿疹。

野菊花熏洗法

野菊花250克，石灰粉适量。野菊花切碎置锅中，加水2000毫升，小火煎至800毫升，过滤，趁热熏洗患处15分钟后，立即用洁净的石灰粉涂抹，每日2次。适用于湿疹。

双汁饮

冬瓜、西瓜各500克。冬瓜去皮、瓤，切条，加水3碗煮至1碗，去渣待凉。将西瓜去皮、子，将瓜肉包裹绞汁，加入冬瓜汁内冷饮之。每日1剂，连服1周。本方清热祛湿，适用于湿疹。

胆汁黄柏敷贴法

猪胆汁、黄柏各适量。将以上药材晒干，研末，外敷患处。适用于湿疹，症见皮损潮红、水疱、糜烂等。

甘蔗粥

甘蔗500克，大米50克。甘蔗洗净，切成小段。与大米入锅同煮，熬至粥成。嚼服甘蔗，吸汁弃渣，喝粥。每日2次。适用于湿疹。

鲤鱼赤小豆汤

鲤鱼1条（约500克），赤小豆30克，调料适量。先将赤小豆煮20分钟，再加入洗净的鲤鱼同煮。待鱼熟豆烂后，加入调料即可。本方健脾祛湿，滋阴润燥，适用于湿疹。

陈皮蒸鲫鱼

鲫鱼1条（约300克），陈皮、生姜各10克，调料适量。鲫鱼去肠杂，收拾干净；陈皮、生姜切丝，放入鲫鱼肚内，加调料、清汤，同蒸至熟烂即可。本方健脾祛湿，适用于湿疹。

冬瓜莲子羹

冬瓜300克（去皮、瓤），莲子200克（去皮、心），调料适量。先将莲子泡软，与冬瓜同煮成羹，待熟后加调料。每日1剂，连服1周。本方清热利尿，适用于湿疹。本方可将莲子煮至八成熟时，再放入冬瓜熬煮，以免冬瓜太过熟烂而营养流失。但冬瓜一定要熟透，这样能更好发挥功效。

薏仁山药饼

小麦粉150克，薏苡仁粉、山药粉各100克，发酵粉适量。将前三者调匀，加入发酵粉后，加水调匀，烙饼，每张饼重50～60克。每日2个，连服5日。本方健脾祛湿、清热利尿，适用于湿疹。

绿豆鱼腥草汤

绿豆30克，海带20克，鱼腥草15克，白糖适量。将海带洗净切丝，鱼腥草洗净，同绿豆一起煮熟。喝汤，吃海带和绿豆，每日1剂，连服6～7日。本方可清热、祛湿、止痒，适用于急性湿疹，症见皮损潮红，瘙痒剧烈，伴胸闷纳差。

马齿苋汁

马齿苋250～500克。洗净切碎，煎汤服食。每日1剂，连服5～7剂。本方适用于急性湿疹。

地龙荸荠酒

地龙5条，荸荠20克，黄酒适量。将地龙洗净，与荸荠同绞取汁，加适量黄酒同煎沸，候温，去渣服用。本方清热利湿，适用于急性湿疹。

桑椹百合枣果汤

桑椹30克，百合30克，红枣10颗，青果9克。水煎服，每日1剂，连服10～15剂。本方养血祛风，适用于慢性湿疹。

冻疮

冻疮是冬季极为常见的皮肤病，由于冬季气候寒冷，外露皮肤长时间受到寒冷刺激，皮下动脉发生痉挛收缩，血液瘀滞，使局部组织缺氧，组织细胞损害所致。此外，还与患者体质较差、不耐寒冷及久坐少动、过度劳累等因素有关。冻疮好发于手、脚、耳郭等部位，一般只有红、肿、痛等症状，严重者可能起水疱，甚至出现局部坏死。预防冻疮的办法是：在室外锻炼或劳动时，要注意做好身体保暖工作，可在皮肤上涂些油脂，以减少皮肤的散热。适当增加手脚的活动，以促进血液循环。平时若能做到用冷水洗手、洗脚和洗脸，就能增强身体的抗寒能力，不易患冻疮。

蒜椒猪油膏外敷法

大蒜、花椒各15克，猪油70克。将大蒜去皮捣烂，花椒研末，放入炼好的猪油中搅匀，制成膏剂，敷于受冻未破处，每日1次，用纱布包好。本方可防治冻疮。

辣椒酒涂擦法

辣椒6克，白酒30毫升。辣椒在酒中浸10日，去渣，频擦患处，每日3～5次。尤其适用于冻疮初起，局部红肿发痒。

橘皮生姜外洗法

鲜橘皮3～4个，生姜30克。以上药材加水约2000毫升，煎煮30分钟，连渣取出，待温度适宜时浸泡并用药渣敷患处，每晚1次，每次30分钟。如果冻疮发生在耳轮或鼻尖时，可用毛巾浸药热敷患处。适用于冻疮。

● 茄芫液涂擦法

干茄子梗茎100克（切碎），芫花、当归、川椒、生姜各15克，冰片5克，75%的酒精1000毫升。前6味药材置于酒精中浸泡1周，用纱布过滤，留取药液存储在瓶中备用。使用前将患部洗净拭干，用药棉蘸药液涂擦局部（未溃烂者），每日4～5次。适用于冻疮。

● 茄梗辣椒梗外洗法

茄梗、辣椒梗、荆芥各60克。以上药材加水2000～3000毫升，煮沸后趁热洗患处，每日1次。适用于冻疮。

● 凡士林蜂蜜外敷法

蜂蜜、凡士林等量。将蜂蜜、凡士林调和成软膏，涂于无菌纱布上，敷于疮面，每次敷2～3层。

在敷前要将疮面清洗干净，敷药后用纱布包扎固定。适用于冻疮。

● 河蚌散

河蚌壳适量。将河蚌壳煅后研末，敷患处，每日1次。适用于冻疮溃烂。

● 生姜涂擦法

生姜1块。生姜在热炭中煨热，切开擦患处。适用于冻疮未溃者。

● 云南白药外敷法

云南白药、白酒各适量。将云南白药和白酒调成糊状外敷于冻伤部位。破溃者可用云南白药干粉直接外敷，消毒纱布包扎。适用于冻疮。

● 山楂细辛膏外敷法

山楂适量，细辛2克。取成熟的山楂若干枚（据冻疮面积大小而定），用炭火烧焦后捣如泥状；细辛研细末，拌于山楂泥中。将此成药平摊于纱布上，贴于患处，每日换药1次。适用于冻疮。

● 丁香酒热敷法

丁香15克，白酒150毫升。丁香用酒煎，热敷患处，每日早、晚各1次。适用于冻疮久治不愈者。

● 紫草根涂抹法

紫草根15克，橄榄油90克。紫草根切薄片，将橄榄油加热至沸，再将紫草根片投入油内，随即离火，趁热过滤去渣，将滤油装入瓶内，冷却后即可。外用，涂于患部，每日1~3次。适用于冻疮。

疖

疖是化脓菌侵入毛囊及周围组织引起的急性化脓性炎症。单个损害称为疖，是疼痛的半球形红色结节。过一段时间，疖自然破溃或吸收，多发或反复发作者称疖病。多发于头、面、颈、臀等部位，夏秋季最为多见。夏日炎热多生痱子，或局部化脓的肿点为热疖。疖皆因热毒蕴结，或外受暑热之邪而发。

败酱草膏

败酱草500克。败酱草煎煮3小时后过滤，再煎煮浓缩成膏，加蜂蜜等量。口服，每次6克，每日2次。败酱草清热解毒、除湿消肿，适用于毛囊炎、疖等化脓性皮肤病、肛门疾病。

红糖绿豆沙

绿豆50克。将绿豆煮烂，碾碎如泥，以小火煮至无汤，加红糖调味，即可食之。红糖性温、味甘，归脾经，具有益气补血、健脾暖胃、缓中止痛、活血化瘀的作用。本方可清暑解毒、健脾益气，适用于幼儿暑热生疮疖。

金银花甘草饮

金银花30克，甘草10克，绿豆25克。所有药材用水煎2次，去渣取液，当茶饮，每日1剂，连服3～5日。适用于一切肿毒。金银花味甘、性寒，清热而不伤胃，芳香透达又可祛邪，既能宣散风热，又善清解血毒。

蒲公英汤

蒲公英30克，僵蚕10克。水煎服，每日1剂，日服3次。本方可清热解毒、祛风散结，适用于多发性疖肿。

米醋调乳没外敷法

乳香末、没药末各6克，米醋250毫升。将米醋煮沸，与药末搅匀，随搅随加淀粉，成糊状后倒在牛皮纸上涂抹，厚度约1厘米。温热敷。本方消瘀解毒，适用于疖、痈、蜂窝织炎等外科炎症。

红叶外敷法

红叶晒干研末，以2：3比例与凡士林拌匀。外敷患处，每日2次，至痊愈。本方清热解毒、消肿散瘀，适用于蜂窝织炎、疖肿。

局部治疗外耳道疖肿

取黄连、黄柏、苦参、大黄各10克，麻油250毫升，同入锅内，置火上煎炸至黄褐色时，候凉备用。浸透小纱条置外耳道，每日换药1次。本方有清热解毒、消肿止痛的功效。

涂牙膏

用温水洗净周围皮肤，再涂牙膏，可消肿止痛，适用于小疖子。

口水

早晨醒来，下床前就用指腹抹口水，涂在疖子上即可。

● 苦瓜泥

苦瓜3～5条。将苦瓜洗净，将叶、茎和瓜瓤一起捣烂成泥状，外敷在疖子上，每日2次，连续敷数日。适用于热疖。

● 葱汁

用新鲜葱汁涂抹患处。适用于疖子。

● 麝香止痛膏

首先用碘酒或酒精对患处进行消毒，取膏药（在膏药中央剪1个小孔），贴于患处，每日1次，直至痊愈。本方对初期患者效果更佳，适用于疖肿。

● 葱蜜膏

大葱、蜂蜜各100克。将大葱捣碎，和蜂蜜调成软膏，放在瓶中备用。每次取此药膏20～30克敷于患处，外包消毒纱布。每日或隔日换药一次。本方可清热解毒、拔脓生肌，适用于颈部疖肿。

癣

癣是霉菌引起的传染性皮肤病，多由股癣蔓延至肛门、会阴、臀部所致。夏季多发，冬季少见。中医学记载的阴癣、圆癣、疠疡风、紫白癜风等类似于本病。癣虽然算不上大病，但由于瘙痒难忍，影响学习和工作，而且让周围的人产生不适的感觉。所以应当引起重视，加以预防。

苦参膏外敷法

苦参6克，凡士林24克。将苦参研末，与凡士林调匀。外敷局部。本方可祛湿、杀虫、止痒，适用于治银屑病静止期、股癣、皮肤瘙痒症、阴囊湿疹、阴痒。

韭菜泡脚法

将500克新鲜韭菜捣成泥状，放进脚盆，加入沸水（一般以淹没患处稍上为宜），再用与脚盆大小的盖子将脚盆盖紧，待水稍凉，将双脚浸泡在韭菜水中，30分钟左右即可。适用于脚癣，1～2次便可见效。

生姜泡酒法

生姜250克。生姜洗净，切成薄片，晒干，然后放入酒瓶内，用白酒浸泡并密封2～3日。将泡好的白酒涂抹于患处，每日3次，适用于花斑癣，使用3～5天可好转。花斑癣俗称汗斑，表现为皮肤上出现浅黄色或深褐色圆形斑，不痒也不痛，多见于颈、胸、背部。

第三章

多发疾病老偏方

轻松调治多发小病、陈年痼疾

感冒

感冒分为普通感冒和流行性感冒。普通感冒，中医称“伤风”，是由多种病毒引起的一种呼吸道常见病，其中30%～50%是由鼻病毒引起的。普通感冒发生率较高。成人每年发生2～4次，儿童每年发生6～8次。全年均可发病，但以冬、春季节为多。流行性感冒是由流感病毒引起的急性呼吸道传染病。病毒存在于患者的呼吸道中，在患者咳嗽、打喷嚏时经飞沫传染给他人。

● 口含生大蒜

大蒜2～3瓣。将蒜瓣含在口中，慢慢嚼碎，然后咽下汁液，无味时吐掉杂质，连嚼2～3瓣即可。大蒜可行滞气、暖脾胃、消症积，具有解表杀毒灭菌之功效。适用于感冒初起流清涕、咳嗽。咽痛者禁用。

● 姜蒜茶

大蒜、生姜各15克。将大蒜去皮，洗净，切片；生姜洗净，切片；大蒜片、生姜片放入锅中，加水1碗，煎至半碗，饮时加红糖10～20克。生姜可发汗解表、温中止呕、温肺止咳。适用于感冒无汗恶寒者。

● 紫苏叶姜糖饮

紫苏叶15克，生姜5片。生姜、紫苏叶以沸水冲泡10分钟，加红糖适量即可。每日2次，趁热服食。紫苏叶味辛、性温。本方可发汗解表，适用于风寒感冒，对患有恶心、呕吐等症的胃肠型感冒更为适宜。

葱姜茶

葱白5根，姜3片，豆豉20克。所有药材放入砂锅中，加水，煎5分钟，趁热喝，服后盖被可助发汗。葱白适用于感冒风寒、阴寒腹痛。本方解表散寒，适用于感冒无汗恶寒者。

桑菊薄竹饮

桑叶、菊花各5克，薄荷3克，苦竹叶、白茅根各30克。所有药材洗净，同放入茶壶内，用沸水泡10分钟即可。代茶饮用。桑叶味甘、性寒。本方疏散风热，可辛凉解表，适用于风热感冒。

葛根汤

葛根6克，升麻、秦艽、荆芥、赤芍各3克，紫苏叶、白芷各2.4克，甘草1.5克，生姜2片。将上述几味药一起放入锅内水煎、温服。本方具有发汗解表的功效，对于发热、头痛、全身酸软有很好的辅助疗效。

金银花连翘薄荷水泡脚法

金银花30克，连翘50克，薄荷40克。一同放入锅中加适量水，煎煮2次，每次20分钟，合并滤汁，与沸水一同倒入盆中，先熏蒸，然后泡洗双足。每次30分钟，每日1～2次，3日为1个疗程。适用于风热感冒。

生姜蒲公英水泡脚法

生姜、蒲公英各50克。生姜洗净、切片，与蒲公英同放入锅中，加适量水煎成汤药，待药温适宜时用来泡脚，每次约40分钟，每日2～3次，连续坚持3天。本方散寒退热，适用于风寒感冒。

● 竹叶辣椒水泡脚法

竹叶、辣椒各30克。加水适量煎煮取汁，待药温适宜时泡脚，然后盖被卧床，让身体微微出汗。每次30分钟，每日1～2次。本方发汗解表，适用于风寒感冒。

● 冷水洗脸法

用冷水洗脸时，一定要手捧冷水把脸浸湿，然后再用双手搓脸。值得注意的是，当脸上有汗时不宜马上用冷水洗脸，应待汗干后再洗。如果不习惯用冷水洗脸，可先用稍温的水，然后降低温度。本法可以有效预防感冒。

● 冷水浸脸法

先用手掌将面部搓热，接着深吸一口气，将脸浸入冷水中，匀速缓慢地呼气，呼气时间尽可能长一些，随后起身。休息片刻，再进行第二次。需要注意的是，不要将双耳浸入水中。本法可预防感冒。

咳嗽

咳嗽是因外感六淫，脏腑内伤，影响于肺所致有声有痰之症。《素问病机气宜保命集》中曰："咳谓无痰而有声，肺气伤而不清也；嗽是无声而有痰，脾湿动而为痰也。咳嗽谓有痰而有声，盖因伤于肺气动于脾湿，咳而为嗽也。"

咳嗽无痰或痰量很少称为干咳。根据病程长短，咳嗽又分为急性咳嗽和慢性咳嗽。

贝母冰糖汁

川贝母5克，冰糖20克。川贝母研末，同冰糖放入碗内，加水150毫升，隔水炖煮20分钟，早、晚各1次，连服3～5次。川贝母味苦，性微寒。本方清热润肺、化痰止咳，适用于肺热咳嗽、干咳少痰、阴虚劳嗽、咳痰带血，尤其适用于久咳不止。

鱼腥草冲鸡蛋

鱼腥草30克，鸡蛋1个。将鱼腥草浓煎取汁，用沸腾的药汁冲鸡蛋1个，一次服下，每日1次。鱼腥草具有清热、养阴、解毒的功效。适用于胸痛和肺热咳嗽等症。

浙贝母丸

浙贝母、苦杏仁各45克，甘草9克。三药捣碎研末，炼蜜为丸，如梧桐子大，每次含2～3丸。浙贝母可清肺热、化痰。本方适用于肺热咳嗽、痰多、咽干。

● 姜梨汁

梨汁、姜汁、白萝卜汁、蜂蜜各适量。将梨汁、姜汁、萝卜汁煎煮后，小火熬成膏，加蜂蜜调匀，早晚服用。梨汁可润肺清热、滋润咽喉、清热去火。适用于肺燥所致的咳嗽。

● 川贝炖雪梨

雪梨1个，川贝母末6克。雪梨洗净，切开，去核后放川贝母末，然后再并拢，用牙签固定，碗中放适量水加冰糖20克，隔水炖煮30分钟，吃梨喝汤，每日1次，连服3～5日。亦可用川贝母12克，打碎；雪梨1个，去核；冰糖20克。蒸熟后食用。雪梨具有生津润燥、清热化痰之功效，适用于肺阴虚者。本方具有润肺止咳之功效。

● 艾叶水泡脚法

将艾叶（50克）洗净，放入沸水中煎煮约20分钟，去渣取汁。将药液倒入脚盆中，先熏蒸双脚15分钟，水温降低后，浸泡双脚30分钟，每晚1次。适用于咳嗽。

● 萝卜葱白水泡脚法

将1根萝卜切成小片，用水先将萝卜煮熟，再放葱白6根、姜15克，煮剩1碗汤，与1000毫升沸水同入洗脚盆中，先熏蒸，待水温适宜时浸泡双脚。每日2次，每次30分钟。本方可宣肺解表、化痰止咳，适用于风寒咳嗽、痰多，伴畏寒、疲倦、全身酸痛等。

荞麦桔梗水泡脚法

金荞麦60克，桔梗、薄荷各25克，洗净，一同放入锅中，加水2000毫升，煎煮20分钟，去渣取汁，倒入脚盆中，先熏蒸，然后泡洗双脚。每日1次，每次40分钟，5日为1个疗程。本方可疏风理气、化痰止咳，适用于风热咳嗽。

喉咙运动法

紧闭嘴巴，将舌头在口腔内平行往前伸展，同时将脖子两边淋巴结鼓起。此动作有助于强化气管与肺部功能，能够有效缓解咽喉炎等问题。

葱白包喉咙法

先将一段葱白用刀切开，火烤后用长条布或纱布卷起来，然后包在脖子上；还可以用一叉子将葱白叉起，火烤后凉凉些，直接放在脖子处，用纱布绑住。葱白包喉咙可缓解喉痛、鼻塞、咳嗽等症。

中药外敷治宝宝咳嗽

如果家中的宝宝患有咳嗽，可以使用一些比较安全有效的方法，如中药外敷。因为很多婴幼儿在家中治疗咳嗽时，由于他们的生理原因，用药很容易产生呕吐，喂药很困难，这时可配合一些外贴药，以获得事半功倍的效果，如百草琼浆益气贴、夏季使用的三伏贴等。

哮喘

哮喘是世界公认的医疗难题，被世界卫生组织列为四大顽症之一，是由多种细胞，特别是肥大细胞、嗜酸性粒细胞和T淋巴细胞参与的慢性气道炎症。在易感者中，此种炎症可引起反复发作的喘息、气促、胸闷和咳嗽等症状，多在夜间或凌晨发生；此类症状常伴有广泛而多变的呼气流速受限，但大多数人会自然缓解或经治疗后缓解；此种症状还伴有气道对多种刺激因子反应性增高。

白果调蜂蜜

白果（银杏）20克，蜂蜜适量。白果炒熟后，去壳，取仁，加水煮熟，用蜂蜜调食。白果具有祛痰定喘的作用，用于治疗喘咳痰多，能消痰平喘。适用于支气管哮喘、老年人气喘。

薏苡仁杏仁粥

薏苡仁30克，苦杏仁10克，冰糖适量。将薏苡仁煮粥，待半熟时，加入苦杏仁，小火煮至熟，加冰糖，早晚食用。苦杏仁可祛痰利湿，止咳平喘。适用于咳嗽痰多之喘症。

柚子皮百合汤

柚子皮1个（约1000克柚子去肉），百合120克，白糖125克。所有材料加水600毫升，小火煎2小时。每日分3次服用，3个柚子为1个疗程。儿童用量减半。柚子皮可补脾虚、清肺热、消痰止涎，适用于久嗽、痰多、哮喘、肺气肿者。忌食油菜、萝卜、鱼虾。

胡桃粥

胡桃仁50克，大米100克。胡桃仁、大米洗净入锅，加入适量水，煮约20分钟，成粥后即可食用。胡桃仁具有益肾补脑、止咳定喘的功效。本方是冬季哮喘病常用的食疗方，经常食用可防止咳喘旧病复发。

陈醋冰糖液

冰糖500克，陈醋500毫升。将冰糖、陈醋放入锅内，以大火加热煮沸，每次服10毫升，每日2次。陈醋可滋肾益肺，适用于阴虚哮喘、口燥咽干、身形消瘦、烦热、舌质红、脉细数。

核麻蜜

核桃仁250克，黑芝麻100克。核桃仁捣碎，黑芝麻上锅炒一下，取1勺蜂蜜，2勺水，煮沸，趁热倒入核桃仁和黑芝麻，搅拌均匀，然后放在笼屉上蒸20分钟即可。每天早、晚各喝2汤勺。

油炒姜蛋

油热后，放入少许姜丝，稍在油中热一下，随即倒入1个鸡蛋，拌匀，趁热吃下。可自己掌握食量，临睡觉前吃效果最好。连续吃3～5次即可见效。

胡椒贴膏

取白胡椒粉约0.5克，放在伤湿止痛膏上，敷贴在大椎穴，3天换1次。

如果哮喘时间较长，可加服白芥子、莱菔子、紫苏子各15克，水煎服。每日1次，睡前服。

杏仁冰糖

甜杏仁20克，粳米100克。用60℃热水将杏仁的皮泡软，去皮后砸碎，加入50～100毫升水与大米同煮，煮沸后加入10克冰糖，煮稠即可。经常服用，既可治疗哮喘又可治疗便秘。

推墙缓解哮喘法

首先找一个平坦、宽敞的屋子。自然站立在墙壁前面，双脚分开与肩同宽，身体距墙壁的距离为30～40厘米，然后双脚十趾抓地，双掌与肩平或略偏高于肩按在墙上，同时要用身体前倾之力把双臂压弯。这样坚持3分钟，同时要配合均匀呼吸。

缩唇呼吸法

先用鼻子做两次深吸气，然后再从收成圆筒状的口唇间缓慢呼气。呼吸力求柔和舒适。时间长短可随意，但初练时宜短，然后再根据习惯和体力调整呼吸深度和频率。

慢性支气管炎

慢性支气管炎是由于感染或其他因素引起气管、支气管黏膜及其周围组织的慢性非特异性炎症。部分患者发病前有急性支气管炎、流感或肺炎等急性呼吸道感染史。其病理特点是支气管腺体增生、黏膜分泌增多。临床出现有连续2年以上，每次持续3个月以上的咳嗽、咳痰或气喘等症状。

早期症状轻微，多在冬季发作，春暖后缓解；后期炎症加重，症状长年存在，不分季节，严重影响工作和生活。疾病进展又可并发阻塞性肺气肿、肺源性心脏病。

猪肺杏仁煎剂

猪肺250克，苦杏仁10克，姜汁1～2汤匙。将猪肺洗净，切块，放入苦杏仁及清水煲汤，汤将好时冲入姜汁，加适量盐，调味，饮汤食猪肺。

苦杏仁味苦、性微温，有止咳平喘之效，适当配伍，还可用于风热、肺热引起的哮喘。适用于慢性支气管炎。

紫苏子大米粥

紫苏子15～20克，大米100克，冰糖适量。将紫苏子捣烂如泥，加水煎取浓汁，去渣，加入大米、冰糖，同煮为稀粥。

紫苏子可止咳平喘、养胃润肠，适用于气管炎、咳嗽多痰、胸闷气喘、大便干结。

沙参百合茶

沙参、百合各15克，川贝母3克。所有药材共研粗末，冲入沸水，加盖闷30分钟，代茶饮用。每日1剂。

百合可清热益肺、润燥生津。适用于燥热型急性支气管炎，症见干咳无痰，或痰中带血，鼻燥、咽干，大便干燥、小便颜色黄且量少。

黄精冰糖方

黄精30克，冰糖50克。将黄精洗净，用冷水泡发，置砂锅内加适量水煎煮，直至黄精烂熟，加冰糖服用。每日2次，吃黄精饮汤。

黄精可清肺、健脾、益肾。适用于肺燥、干咳无痰、食少口干、肾虚腰痛、支气管炎。

蜜枣甘草汤

蜜枣8颗，甘草6克。将蜜枣、甘草加清水2碗，煎至1碗，去渣即可。饮服，每日2次。本方补中益气、润肺止咳，适用于慢性支气管炎、咳嗽、咽干喉痛。

按摩膻中穴

取立、卧、坐式均可，使身体处于放松状态，自然呼吸，按摩两乳之间的膻中穴。经常按摩此穴，可有效预防和缓解支气管炎。

按摩中府穴

取坐位，双脚分开与肩同宽，腰微挺直，全身放松，双目微闭，呼吸调匀，双手重叠，掌心朝内放于小腹上，静坐2分钟。双手中指指腹同时按摩对侧中府穴，注意力度要适中，每次1分钟，以感觉酸胀为宜。经常按摩中府穴可有效预防和缓解支气管炎。

● 吞舌根法

嘴巴闭着，将舌头在口内平行往前后伸展，当舌根往后挤时，脖子两边的淋巴结同时要鼓起。此动作对于支气管炎有很好的缓解作用。

● 芳香疗法

桉树、薰衣草、松木和迷迭香的精炼油可帮助缓解呼吸不适、鼻充血。通过深吸气，吸入由以上一种或几种精油挥发出的芳香气味即可。此外，也可将精油混合放入热水中，将毛巾浸湿，然后盖住面部，并在芳香蒸气中进行自由呼吸。本法可缓解支气管炎。

● 滴鼻法

将地龙提取液、葱白提取液各8毫升，混合滴鼻。每次1～3滴，每日3次，10日为1个疗程。本法可缓解支气管炎。

呃逆

膈肌痉挛，中医称“呃逆”，是气逆上冲、喉间呃逆连声，声短而频、致人不能自主的一种症状。本病大多单独出现，若继发于其他疾病中则为病势转重之预兆。呃逆主要是胃气上逆所致，与脾、胃、肾、肝关系密切。多因受寒凉刺激，干扰胃气；或因饮食过急；或饮食不节，过食生冷，损伤胃气；或情志抑郁，肝气犯胃；或脾胃虚弱，中气虚损所致。亦可因肾气不纳致使气逆上冲，动膈而出呃逆声，症有轻重之分。若偶然发作，大多轻微；若反复发作、迁延不止者，其症较重；若继发于其他疾病中，其症尤重，治当详察。

鼻吸皂角粉法

皂角20克。皂角去仁，研细末。吸入鼻中适量，直到打喷嚏为止，每日3～4次。皂角粉可温中散寒、行气止痛，治胃寒、脘腹冷痛、呕吐、呃逆。

缓解呃逆按摩法

将手掌放在上腹部，以中脘穴为中心，顺时针方向抚摩，重复50次，至腹部发热为宜。

按压眉头治呃逆法

双手微屈，食指贴于额头着力，以拇指指腹按压眉头（攒竹穴），用力要均匀、持久、柔和，以自觉胀痛为最佳效果。一次按压持续5～10秒，3～5次便可见效。

自我治疗法

手掌罩口鼻法：用手掌罩住口鼻，正常呼吸。这样能增加体内的二氧化碳，缓解打嗝。

掌心按压法：用拇指按压掌心，越重越好，可缓解呃逆。

按压虎口法：用拇指按压左手虎口，分散注意力，缓解打嗝。

吸气法：深吸一口气，然后屏住气息片刻。随着肺中二氧化碳的增加，膈肌会松弛下来。

伸舌头法：伸出舌头，这样便能使左右声带间的声门扩张。呼吸顺畅，就不会打嗝了。

按压耳垂法：按压耳垂后颅骨基部的柔软部位，这便能使隔膜放松下来。

橘皮竹茹汤

橘皮10克，竹茹8克，生姜5克，红枣3颗。所有药材水煎2次，分次服用，每日1剂。橘皮可疏理气机、调畅中焦、降逆止呃，适用于呕吐、呃逆。

荔枝末

荔枝7颗。荔枝连皮、核烧炭存性，研为末。用开水送服。荔枝末可散滞气，适用于呃逆不止、咽喉肿痛。

鲜韭菜汁

鲜韭菜30克。韭菜洗净，捣烂，取汁，加入1小杯烫热的黄酒趁热服下。如不饮酒，用沸水加入韭菜汁同服亦有同样效果。韭菜的辛辣气味有散瘀活血、行气导滞的作用，适用于呃逆、反胃、肠炎、呕血、胸痛等症。

冰糖芦根水

鲜芦根100克，冰糖50克。鲜芦根、冰糖加适量清水共煮，代茶饮用。芦根有清热生津、除烦止呕的作用，适用于胃热引起的口臭、烦渴、呃逆、呕吐等。

白糖方

白糖1汤匙。打嗝时立即吃1汤匙白糖，不要等白糖溶化，应立即下咽。持续打嗝6周以上者，可重复使用此法。对呃逆有较好的疗效。糖尿病患者不适用本方。

青皮鸭蛋汤

青皮鸭蛋1个。将青皮鸭蛋磕入碗中，搅拌均匀，加入红糖。用温开水冲服。本方可理气止呃，适用于病后呃逆。

荜拨煎

荜拨3克，干姜5克，厚朴6克。所有药材用水煎2次，早晚服用，每日1剂。干姜味辛、性热。本方可温中散寒、回阳通脉、温肺化饮，适用于胃寒、脘腹冷痛、呃逆等。

呕吐

胃炎以呕吐为主症者，属中医“恶心呕吐”范畴。中医认为：有声有物为“呕”，有物无声为“吐”，有声无物为“干呕”。在临床上呕与吐常常同时出现，故统称“呕吐”。主要是胃失和降、胃气上逆所致。此多因胃腑被外邪所伤；或饮食不洁，过食生冷之物，损伤脾胃；或痰饮内阻，肝气犯胃等脏腑，病邪干扰所引起；或因饮食不节，食滞伤胃；或脾胃虚弱，胃阳不足而致。以呕吐为主症，病有急性与慢性之分，证有寒热虚实之辨。病情复杂，兼症颇多。如呕吐清水痰涎、口不渴、喜热饮、四肢厥冷者为寒吐；吐酸苦水，或嗳气、喜冷饮、口渴、小便短赤者为热吐。急性多突然呕吐，慢性多时吐时止、反复发作等。

胡椒末敷脐法

胡椒9克。将胡椒研为细末，填满肚脐，外用胶布固定，隔日更换1次。本方可辅助治疗脾胃寒湿性呕吐。

十滴水滴肚脐法

把十滴水滴在肚脐里，外面用纱布及胶布封盖，12小时以后取下。十滴水是一味常见的中成药，它的主要成分是樟脑、干姜、大黄、小茴香、肉桂、辣椒、桉油和酒精，既能祛寒，又能去火，一滴入脐，可治暑天之火和食物之寒，寒热两邪通治，治疗夏天易出现的胃肠问题。

葱白饼热敷肚脐法

葱白、盐适量。葱白拌盐捣烂，蒸熟捏成饼。敷于肚脐上，固定。本方可温中散寒降逆，用于久呕不止。

● 较急的呕吐按摩疗法

掐内关穴：用拇指指尖掐住对侧内关穴（在手腕上两横指，两筋之中）1分钟，以有麻胀感为度。

擦任脉：用一手的手掌自膻中穴（在两乳中间）擦至肚脐，由上向下反复5～7遍。

推膀胱经：让别人用其一手手掌自肺俞穴（在第3胸椎棘突下督脉旁开1.5寸处）推至胃俞穴（在第12胸椎棘突下督脉旁开1.5寸处），自上向下左右各5～7遍。

● 芦根绿豆粥

绿豆、芦根各100克，生姜10克，紫苏叶15克。先煎芦根、生姜，再加紫苏叶，片刻后，去渣取汁；绿豆煮粥，与药液混合，再稍煮片刻。任意食用。芦根味甘、性寒。《药性论》记载："芦根能解大热，开胃，治噎哕不止。"本方可止呕利尿，适用于胃热呕吐及热病烦渴、小便赤涩，并解鱼鳖中毒。

● 甘蔗姜汁

甘蔗汁半杯，鲜姜汁1汤匙。甘蔗捣烂绞取汁液。姜汁制法与此同。将两汁混合加温水饮用，每日2次。甘蔗可清热解毒、和胃止呕。适用于妊娠反应、慢性胃痛等引起的反胃吐食或干呕不止。

● 萝卜蜂蜜

萝卜1个，蜂蜜50毫升。将萝卜洗净，切丝，捣烂成泥，拌蜂蜜，分2次吃完。常吃萝卜有健脾和中、养胃的功效。本方可软化血管、稳定血压，适用于动脉硬化、胆石症引起的呕吐。

姜汁砂仁

鲜生姜100克，砂仁5克。将鲜姜捣烂为泥，用纱布挤汁。将姜汁倒入碗内，加水，放入砂仁，隔水炖半小时，去渣饮汤。本方可温胃散寒、行气止呕，适用于胃寒呕吐、腹痛、妊娠呕吐等。

黄连香薷汤

黄连3克，香薷8克，厚朴6克，白扁豆15克。所有材料用水煎2次，混合后分上、下午服用，每日1剂。香薷治脾胃不和、胸膈痞闷，适用于脾胃湿热证，症见呕吐吞酸、胃痛、心烦、口渴、小便黄。

胃痛

胃痛是由于脾胃受损、气血不调所引起的胃脘部疼痛的病症，又称胃脘痛。历代文献中所称的“心痛”“心下痛”，多指胃痛而言。如《素问·六元正纪大论》说：“民病胃脘当心而痛。”胃痛是临床上常见的一个症状，多见急慢性胃炎，胃、十二指肠溃疡病，胃神经官能症，也见于胃黏膜脱垂、胃下垂、胰腺炎、胆囊炎及胆石症等病。

甘草填肚脐法

准备甘草若干，取一小截捣碎，填在肚脐内，再用医用纱布和医用胶布固定。晚上贴敷，早上取下即可。甘草可以有效缓解胃痛。

附子木香药饼敷脐法

取制附子、广木香、延胡索各10克，甘草4克，共研细末，生姜汁调匀，制成药饼，敷于脐腹部疼痛最明显处。此方可温中行气，散寒止痛，适用于脾胃虚寒型胃脘痛。

按压法

平躺下来，用双手拇指同时在胸前两边肋缝中上下移动按压，听到腹中有“咕噜咕噜”的响声，则是找准了“穴位”，继续在该处按压，胃里便会也“咕噜”起来。用此法可促进消化，缓解和消除胃胀、胃痛等。

百合乌药煎剂

百合30克，乌药9克。百合、乌药用水煎2次，混合后分上、下午服用，每日1剂。乌药治气逆胸腹胀痛、宿食不消、反胃吐食、寒疝、脚气、小便频数。适用于胃痛（萎缩性胃炎或溃疡）胃热阴虚者，症见胃脘痛、空腹时胃痛、口干欲饮等。

● 乌贼骨白芍川楝粉

乌贼骨3克，白芍、川楝子、甘草各2克。所有药材共研细末，每次服1.5克，日服3次，空腹温开水送下。

乌贼骨味咸、涩，性微温，有收敛止血、止痛之功效。持久服用本方，可使溃疡面逐渐愈合达到治疗胃痛的目的。

● 玫瑰花膏

玫瑰花100克，将玫瑰花捣碎，与白砂糖300克混匀，置于阳光下，待糖溶化后服用，日服3次，每次10克。适用于胃痛、消化不良、肺结核咯血，此膏可以长期食用，具有强身健体、和脾健胃、润肤美容之功效。

● 土豆泥

土豆250克。将土豆洗净（不去皮）加水煮熟，捣烂成糊状。服时加蜂蜜适量，清晨空腹食用，连服半月。土豆可和中养胃。适用于胃脘隐痛不适。禁食发芽的土豆，否则轻者导致腹泻，重者中毒呕吐。

● 红糖配烧酒

在酒盅内放适量红糖，倒入适量白酒（二锅头），用火柴点燃，再用筷子调匀，趁热喝下，可以缓解胃痛。

香菜黄豆汤

香菜50克，黄豆15克，水煎服。治食滞胃痛。

生姜乌梅汤

将2个乌梅放在碗内，倒入适量生姜汁，20毫升酱油，适量砂糖。冲入沸水趁热饮用，可止痛。

对于小孩，还可以用毛巾蘸姜汁，擦拭患部，以减轻痛苦。治腹痛及胃痛。

香油炸生姜片

将鲜姜洗净，切成薄片，带汁放在绵白糖里滚一下，放入烧至六七成热的香油锅内，待姜片颜色变深，轻翻后再稍炸一下，即可出锅。每次吃2片，饭前吃（趁热吃），每日2～3次。

蒸黑枣

玫瑰花15克，黑枣10颗，蜂蜜60克。先将玫瑰花洗净，并撕成碎片，黑枣洗净后去核；将两者共置碗中，加入蜂蜜拌匀，放锅内隔水用小火蒸60分钟即可。每日1剂，分2次食用，一般3～5次为1个疗程。

慢性胃炎

慢性胃炎是指不同病因引起的各种慢性胃黏膜炎性病变，是一种常见病。其发病率居各种胃病之首，年龄越大，发病率越高，特别是50岁以上的更为多见，男性高于女性。慢性胃炎常有一定程度的黏膜萎缩（黏膜丧失功能）和化生，伴有细胞丧失和胃泌素分泌减少，也可累及胃体，伴有泌酸腺的丧失，导致胃酸、胃蛋白酶和内源性因子减少。

● 枳实麦芽山楂

枳实9克，麦芽12克，山楂肉6克。所有药材用水煎2次，混合后分上、下午服用，每日1剂。山楂具有消食导滞和胃的功效。适用于慢性胃炎饮食停滞证、胃脘胀痛、拒按、厌食欲吐、嗳腐酸臭等。

● 姜韭牛奶羹

韭菜250克，生姜25克，牛奶250毫升（或奶粉2汤匙，加水适量）。将韭菜、生姜切碎，捣烂，再用洁净纱布绞取汁液，倒入锅内，再加牛奶煮沸。每日早晚趁热服用。韭菜含有挥发性精油及硫化物等特殊成分，散发出一种独特的辛香气味，有助于疏理肝气、增进食欲、增强消化功能。适用于胃寒型胃溃疡、慢性胃炎、胃脘痛、呕吐等。

● 生姜橘子皮汤

生姜、橘子皮各20克。用水煎2次，药液混合，每日2~3次分服。适用于慢性胃炎。

地龙末

地龙适量。烤干研末，每次服2克，每日3~4次，饭后1小时服用。本方可活血化瘀、理气止痛，适用于慢性胃炎瘀血阻滞证，症见胃脘疼痛，痛有定处而拒按，痛如针刺或刀割，病程持久。

胡椒鸡蛋

鸡蛋1个，胡椒7粒。将鸡蛋打一小孔，胡椒碾末放入鸡蛋内，以湿纸封口，蛋壳外用湿面包裹3~5毫米厚，入炭火中煨熟，去壳，空腹食用，以温酒送服，每次1枚，每日3次。适宜寒湿中阻型胃炎。

辣椒叶鸡蛋

鸡蛋2个，用花生油适量煎黄，与辣椒叶50克煮汤，加盐适量调味，每日服用2次。适用于脾胃虚寒型胃炎。

豆腐包鸡蛋壳末

鸡蛋壳6克，将其碾为细末，用豆腐包裹，每日服用2次。适用于胃阴不足型胃炎。

核桃炒红糖

核桃7个，红糖750克。将核桃去皮切碎，用铁锅小火炒至淡黄色时，放入红糖再炒几下即可出锅，趁热慢慢吃下。早晨空腹吃，过半小时后才能吃饭、喝水；连吃12天，不要中断。适用于慢性胃炎。

猪心配胡椒

猪心六七个，白胡椒10克。将猪心用刀切成3～4厘米的薄片，白胡椒研末，均匀地撒在猪心上，然后蒸熟，清晨空腹服用。每日1个猪心，撒20～30粒白胡椒的粉末。一般服7天即愈。适用于慢性胃炎。

揉内外关穴法

取坐位或仰卧。以拇指、食指分置于内关（将一只手中间三指并拢，无名指放在另一只手的手腕中间的横纹的中央，则食指下方按之凹陷并感觉酸痛处）、外关穴（手腕横纹向上3指宽处，与正面内关相对）上，相对用力捏挤1～2分钟。两手交替施治，用力大小要以自己能忍受为度。

推拿按摩

掌摩法：用手掌贴于胃脘部，轻快柔和地揉搓整个胃脘部，以解除胃脘部痉挛。一般以左上腹顺时针向右下腹旋转摩擦，由轻到重，以能忍受为度，按摩3～5分钟。

五指叩击法：用指腹叩击患者胃脘部，要求轻柔舒缓、以能接受为度，从上向下叩击30～50次，一般按任脉循行线叩击。

背部推捏法：端坐或俯卧，于脊椎两旁，从上向下提捏5～8遍，以疏通背部腧穴，达到以腧治腑的目的。

通过以上按摩手法，可调理浅表性胃炎、萎缩性胃炎、胃溃疡等，以及常出现胃脘部疼痛、痞满、嗳气、吐酸水、呕吐等症。

胃及十二指肠溃疡

胃及十二指肠溃疡是一种常见病，表现为位于胃和十二指肠壁的局限性圆形或椭圆形缺损。患者有周期性上腹部疼痛、反酸、嗳气等症状。常因情绪波动、过度劳累、饮食失调、吸烟、酗酒、某些药物的不良作用诱发。

海蜇糖枣膏

海蜇450克，红枣500克，红糖250克。将海蜇、红枣先煎15分钟后，加入红糖小火熬成膏状。每次1匙，每日2次。本方清肠热，适用于胃及十二指肠溃疡。

海螵蛸大黄粉

海螵蛸、生大黄各一份。将两味药材各研细粉，混合装入胶囊，每个胶囊0.3克，每次3粒，用温开水送服，每日2次。生大黄可收敛止血、清热解毒。本方适用于胃及十二指肠溃疡引起的上消化道出血。

莲草红枣汤

鲜墨旱莲50克，红枣8～10颗。将墨旱莲、红枣加水煎煮半小时。滤出药液，再煎一次，两次药液混合，分次服用。红枣可滋阴补血、止血。本方适用于胃、十二指肠溃疡出血以及失血性贫血等。

空腹食蜂蜜

蜂蜜适量。空腹服用蜂蜜，早、晚各1次，用温开水调服。蜂蜜不仅能补中益气、健胃、润肠通便，还能抑制胃酸分泌，减少对胃黏膜的刺激而缓解疼痛。

● 玫瑰花茶

干玫瑰花瓣6～10克（鲜品加倍）。干玫瑰花瓣用沸水冲泡开，代茶饮用。玫瑰花有疏肝解郁、健脾和胃的功效，适用于肝气郁结胁痛、胃溃疡及十二指肠球部溃疡疼痛等。

● 生姜炖猪肚

生姜250克，猪肚1个。将姜拍碎，放入猪肚里，用小火炖熟，吃猪肚喝汤，连吃3～5个，每日吃1个。适用于胃、十二指肠溃疡。

● 蛋黄粉

取新鲜鸡蛋500克，放在水中煮熟，剥去蛋壳蛋白，取出蛋黄，用干净的铁锅小火翻炒，直至冒油成咖啡粒状，切忌炒焦发苦。每次2枚，空腹食用。1千克新鲜鸡蛋为1个疗程。

● 三药合一

白芨、枳实各30克，痢特灵60片，三药合一研末，分成20等份，每天服2份，早晨空腹和晚上睡前各1份，服10天。将药面装入胶囊用温水服下更佳。适用于十二指肠溃疡。

● 按揉腹部法

仰卧，右手掌放于上腹部，左手轻压于右手背上，稍用力向右下腹按摩，经下腹、左下腹，回到上腹部，反复30次。然后更换左手，反方向按摩。

● 按揉丹田法

先自然站直，双脚分开与肩同宽，双手自然下垂放于身体两侧，眼睛平视前方，自由呼吸，将注意力集中在丹田穴位，舌顶上腭，然后将右手放在神阙穴并固定，左手顺时针按摩丹田。

范围可逐渐扩大，直至按摩整个腹部，一次按摩9～10次为宜。最后再换左手固定，右手逆时针从腹部外沿向里一圈圈按摩，一直按摩到丹田，按摩9～10次。

● 灸神阙穴法

神阙穴就是“肚脐”，又叫“脐中”。神阙穴可隔盐进行针灸，可请家人帮忙，将足量的盐置于神阙穴处，再把艾条或艾炷放于盐上施灸，每日1次；也可隔附子或姜片、蒜片进行针灸。

● 灸内关穴法

准备清艾条（一般药店有售），用火点燃，采用正坐或仰卧的姿势，对着左侧内关穴施灸。注意保持一定距离，要以温热为度，不要烫伤皮肤。内关穴位于前臂掌侧，在近手腕皱纹往上约3指宽的中央。

胃肠炎

胃肠炎是胃肠黏膜及其深层组织的出血性或坏死性炎症。其临床表现以严重的胃肠功能障碍和不同程度的自体中毒为特征。胃肠炎可分为慢性胃肠炎和急性胃肠炎两种。慢性胃肠炎最常见的症状是腹泻，每日1次或多次，腹泻不发生在夜间，不会因有排便感而醒来，所以不干扰睡眠；急性胃肠炎主要是由于不洁饮食引起，常常因为各种细菌的感染，如痢疾杆菌、沙门菌属感染等。

罂粟壳金银花煎剂

罂粟壳3克，金银花10克，山药30克。所有药材用水煎2次，早晚分服。金银花可清热解毒、收敛、止泻。本方适用于慢性胃肠炎、结肠炎、消化不良、慢性腹泻等。

茶叶生姜汤

茶叶9克，生姜6克。加水两碗，浓煎成半碗，一次服下。适用于泄泻清稀，面色萎黄，舌淡苔白等症。

风干鸡

母鸡1只，丁香2克，白芷3克，葱、姜、盐、料酒各适量。将盐抹在鸡身上，把丁香、白芷、葱、姜片塞入鸡膛内，再洒上料酒，放入盆中；次日将鸡挂在通风处2天，然后洗净，把膛内药物取出；把鸡放在盆里，入葱、姜、料酒隔水蒸烂为止；拣去葱、姜，趁热拆去鸡骨，把肉浸泡在汤中，随时食用。丁香具有暖胃降逆、健脾和胃的功效。本方适用于食欲不振、恶心反胃、慢性腹泻、乏力等脾胃虚寒患者。

藿香滚鸡蛋

鸡蛋1个，藿香15克。藿香加水与鸡蛋共煮，鸡蛋不可煮破，待蛋煮熟后，取出待稍凉，然后用鸡蛋在患者脐部周围滚动，蛋凉再煮，煮热再滚，如此反复滚动10～15分钟，每日2次。藿香具有清热健脾、除湿止泻的功效，适用于幼儿急性胃肠炎、腹痛、腹泻。

石榴树叶生姜汤

石榴树叶60克，生姜15克，食盐30克。炒黑，煎汤代茶，频频饮服。另取葱白、大粒食盐各适量，放锅内炒热，用布包裹敷于腹部。适用于急性肠炎，腹泻不止。

按摩内关穴

取葱白、生姜各30克捣烂，加水300毫升，煮沸30分钟，趁热用食指蘸药液在拇指及小指根部的掌面向外擦12次，再向内关穴（位于前臂掌侧，在近手腕皱纹往上约3指宽的中央）、手臂上方推擦各12次，每日1～2次，连用2～3日。按摩内关穴可有效缓解胃肠炎。

敷贴法

取薏苡仁、白术、香附、当归、茯苓各30克，青皮、橘皮、白芍各15克，共同研成细末，然后放入锅内炒热，装入布袋中，敷贴在小腹部。为了敷贴牢固，还可以用绷带或胶布固定。本法可有效缓解胃肠炎。

热熨法

取补骨脂、吴茱萸各15克，干姜45克，肉桂20克，共同研成细末，加入适量的大葱，捣烂如泥，装入布袋，放在脐部及关元、气海穴部位，外用热水袋反复热熨30分钟。本法能够缓解胃肠炎。

药垫法

将干姜、五倍子、升麻、黄芪、补骨脂、荷叶、吴茱萸各50克一同研成细末，随后加入葱白10克，共捣碎，用纱布包裹制成药垫。可经常坐于上面。本法能够有效缓解胃肠炎。

大蒜止泻法

大蒜1～2瓣。将蒜剥皮洗净，用刀削去蒜瓣的头尾。腹泻时，大便后先温水坐浴，再将削好的蒜送入直肠里，越深越好。一般情况下，放入蒜后泻肚即止，五六小时后排便即成型。每次放1～2瓣，连放两三天，大便即可正常。

蒜泥敷脐

紫皮蒜3～4瓣。将蒜捣成蒜泥，涂在肚脐上，外面贴上纱布，再用胶布固定好，1～2天见效。适用于痢疾、肠炎。

消化不良

消化不良是一种临床症候群，是由胃动力障碍所引起的疾病，也包括胃蠕动不好的胃轻瘫和食道反流病，分为功能性消化不良和器质性消化不良。功能性消化不良属中医的“脘痞”“胃痛”“嘈杂”等范畴，其病在胃，涉及肝脾等脏器，予以健脾和胃、疏肝理气、消食导滞等方法治疗；器质性消化不良是由某器官病变引起的消化不良症状。引起消化不良的原因很多，包括胃和十二指肠部位的慢性炎症，使食管、胃、十二指肠的正常蠕动功能失调。患者的精神不愉快、长期闷闷不乐或突然受到猛烈的刺激等均可引起。

鸡内金研末

鸡内金若干。晒干，捣碎，研末过筛。饭前1小时服3克，每日2次。本方可消积化滞，适用于消化不良等。

无花果饮

干无花果2个（鲜品加倍），白糖适量。将干无花果洗净，捣烂，炒至半焦，加白糖冲服，代茶饮用。本方可开胃助消化，适用于胃虚所致的消化不良。

鹌鹑山药党参汤

鹌鹑1只，党参25克，怀山药50克，盐适量。将鹌鹑处理洗净，党参洗净，切成小段，怀山药去皮，切成块；将鹌鹑、党参、怀山药加水共煮约50分钟至熟。吃肉饮汤。适用于脾胃虚弱引起的不思饮食、消化不良等。

鸡矢藤汤

鸡矢藤、山楂、麦芽各15克，神曲6克。水煎服。每日1剂，分2次服用，可消食化积。适用于消化不良。

砂仁散

砂仁、人参各30克，黑三棱18克。以上药材共研细末。每次服6克，分2次服用，开水冲服，可益气健胃、理气化积。适用于消化不良。

未见食积者，去黑三棱，加鸡内金15克。

香砂藕粉糊

砂仁2克，木香1克，藕粉30克，白糖适量。将砂仁、木香研为细末，同藕粉及白糖一起放入碗内搅匀，沸水冲泡，搅拌成糊状即可。每日1～2次。藕粉能增进食欲，促进消化。本方适用于消化不良，宜趁热食用，不宜冷服，以免伤脾胃。

砂仁粥

砂仁2～3克，大米50～75克。先把砂仁捣碎为细末；再将大米煮粥，待粥将熟时，调入砂仁末，稍煮即可。每日可供早晚餐，温热服食。本方适用于食欲不振、消化不良。注意砂仁放入粥内后，不可久煮，以免有效成分挥发。

胆囊炎

胆囊炎是细菌性感染或化学性刺激引起的胆囊炎性病变，为胆囊的常见病。急性胆囊炎的症状主要是右上腹痛、恶心、呕吐和发热等；慢性胆囊炎是最常见的一种胆囊疾病，病人一般同时患有胆结石。胆囊炎多见于35～55岁的中年人，女性发病较男性为多，尤多见于肥胖且多次妊娠的妇女。

山楂三七粥

山楂10克，三七3克，大米50克，蜂蜜适量。三七研细末，先取山楂、大米煮粥，待沸时调入三七、蜂蜜，煮至粥熟服食。每日1剂，早餐服食。山楂可活血化瘀、理气止痛。本方可扩张血管、降低血压及利尿。

丹参三七汤

丹参30克，红枣10克，三七25克。将丹参用布包，红枣去核，三七去皮，洗净，加水同炖至熟后，去药包，以盐、味精调味，喝汤吃红枣，每日1剂。丹参可清热凉血、疏肝利胆。本方适用于慢性胆囊炎导致的肝区疼痛、大便燥结者。

三枝汤

柳枝、杨树枝、核桃树枝各30克。水煎服，适用于急慢性肝炎和胆囊炎。

冬瓜皮汤

干冬瓜皮80克（鲜品加倍），加水煎服，每天2～3次。

金钱银花炖瘦肉

金钱草80克（鲜品200克），金银花60克（鲜品150克），猪瘦肉600克，黄酒20克。所有药材洗净，将金钱草与金银花用纱布包好，同猪肉加水浸没，大火烧沸加黄酒，小火炖2小时，取出药包。饮汤食肉，每次1小碗，分2次服用。隔夜后要煮沸，3日内服完。金钱草可清热利胆、利尿通淋。适用于胆囊炎。

茵陈蒿

干燥茵陈蒿15克、萹蓄9克，以5碗水煎至2碗半，分为4份，每3小时服用1份，连续服5～7天。然后到医院检查，如果情况已有改善，则改为两天服1剂，再服5～10天；如果病情仍需加强治疗，则每天1剂，继续服5～10天。本方除对胆囊炎有很理想的效果外，对于一般肝病也有治疗功能，平时当茶饮用，对于预防、消除各类肝炎均有帮助。

如果是15岁以下儿童使用量可减半，如果体重超过80千克以上者，药量必须酌量增加，此时茵陈蒿可用20克、萹蓄用12克。

摩腹疗法

用手掌在脐的周围做顺时针按摩20～30次。以拇指或中指指尖按揉章门穴（位于屈肘合腋，肘尖尽处）、梁门穴（位于脐上4寸，旁开2寸处）、期门穴（位于乳头下方的第6肋间隙）各1分钟。用双手掌根部自剑突至小腹部自上而下推20～30次。

肺气肿

肺气肿是指终末细支气管远端气腔增大，并伴有腔壁破坏性改变的一种病理状态。主要包括阻塞性肺气肿、老年性肺气肿、代偿性肺气肿及灶性肺气肿等。阻塞性肺气肿最为常见，它是由于慢性支气管炎或其他原因逐渐引起的细支气管狭窄，终末细支气管远端气腔过度充气，气腔壁膨胀、破裂而产生的肺充气过度和肺容积增大的肺气肿。

南瓜蜂蜜糖

南瓜1000克，蜂蜜100毫升，冰糖50克。将南瓜顶部开口，去子、瓤，将蜂蜜和冰糖装入，再将开口盖好，蒸至熟烂。早晚吃，连吃7天。南瓜性温、味甘，无毒，能润肺益气、化痰排脓。本方适用于咳喘、肺气肿。

百尾笋炖鸡

百尾笋30克，白鲜皮、鹿衔草各15克，鸡肉200克。鸡肉洗净，切块；百尾笋洗净，再将百尾笋、白鲜皮、鹿衔草一起放入煎锅中，加入适量清水，用大火煮沸后，转小火煎至汤汁浓郁，加入鸡肉块，放入汤汁中继续熬煮，熬至鸡肉完全熟透后，熄火，取汤汁。每日服用。百尾笋可润肺止咳、健脾消积，适用于虚损、咳喘、痰中带血、肠风下血、食积胀满。

桑白皮猪肺汤

猪肺500克，桑白皮、甜杏仁各30克，黄酒1匙，盐适量。将猪肺切块，同桑白皮、甜杏仁入锅中，加水适量煮沸，加黄酒、盐后，再转小火炖2小时，弃渣吃猪肺喝汤，每日2次，2天吃完。

桑白皮可泻肺平喘、行水消肿，适用于肺热喘咳、吐血、水肿、小便不利以及慢性支气管炎伴有肺气肿。

● 三子汤

紫苏子、白芥子、莱菔子各10克，山药60克，玄参30克。水煎服。每日1剂，分2次服用，可扶正祛邪，标本兼顾。适用于痰涎壅盛型肺气肿。

● 三子药参汤

白芥子9克，紫苏子、莱菔子各10克，山药60克，人参30克。水煎服。每日1剂，分2次服用。可扶正祛邪，降气化痰。适用于肺气肿（痰涎壅盛型）。本方与三子汤适用症候相似，玄参可滋阴泻火，人参可益气健脾。

● 揉合谷穴、曲池穴法

以一手的拇指指骨关节横纹，放在另一手拇、食指之间的指蹼间隙上，拇指尖下是合谷穴。

曲池穴位于肘横纹外侧端，屈肘，肘横纹与肱骨外上髁连线中点。

用拇指，按揉对侧的合谷穴和曲池穴，指压下去以感觉酸胀为佳。每穴按揉2分钟。然后换手继续按揉。每天做3次。此二穴是人体强壮的要穴，能够有效提高免疫力，提升整体精神状态，促进受损组织的修复。

揉尺泽穴法

尺泽穴位于肘横纹中，肱二头肌腱桡侧凹陷处。用拇指按揉对侧胳膊的尺泽穴，按摩1～2分钟。以按压酸胀感为佳，操作同按揉合谷穴、曲池穴。尺泽穴具有补肺气、滋肺阴的作用，是治疗肺病的特效穴位。与合谷穴、曲池穴不同，尺泽穴的补益作用更为专一。

按揉小腹法

双手重叠，稍微用力按压于脐下小腹部，然后顺时针方向和缓地按揉，每次按揉10分钟，每日2次。注意千万不要过于用力，也不要憋气，以免出现岔气，甚至加重病情。小腹部有人体补气强身健体的重要穴位——气海穴和关元穴。轻柔和缓地按揉小腹部可以有效地刺激此二穴，达到补气平喘，增进食欲的作用。

毛巾擦颈、擦背、擦腰法

洗澡中或洗澡后，用一条湿润的长毛巾，先擦后颈部，再斜着擦后背，最后横擦腰部，每个部位擦1分钟，擦到皮肤发红微热为佳。目的是刺激背部的定喘穴、肺俞穴、肾俞穴等穴，以宽胸理气、补肾平喘止咳。临床证实，此做法能够在一定程度上促进肺泡的回缩，增加血液中的含氧量。

高血压

高血压主要是由于高级神经中枢调节血压功能紊乱所引起、以动脉血压升高为主要表现的一种疾病。高血压病指静息状态下动脉收缩压和舒张压增高（≥140/90mmHg），常伴有脂肪和糖代谢紊乱以及心、脑、肾和视网膜等器官功能性或器质性改变，以器官重塑为特征的全身性疾病。两次以上非同日测得的血压高于140/90mmHg可以诊断为高血压。高血压病的发病率会随着年龄的增加而升高。

茶叶玉米须水

玉米须60～80克，茶叶适量。将玉米须洗净，一同与茶叶用沸水冲泡，代茶饮。玉米须具有利尿作用，适用于高血压、肾炎，症见眼睑水肿、下肢轻微水肿的患者。

鲜芹菜汁

鲜芹菜250克，蜂蜜适量。将鲜芹菜洗净，切碎，放入榨汁机中榨汁。每次服用50毫升，加适量蜂蜜调服，每日2次。本方有清热平肝的作用，适用于肝阳上亢型高血压，症见头痛眩晕、颜面潮红、烦躁易怒等。

鲜芹菜根红枣汤

鲜芹菜根10个，红枣10颗。将芹菜根洗净，捣烂，与红枣同煮30分钟，每次服用50毫升，15～20天为1个疗程。本方有清热、平肝、降压的作用，适用于高血压伴头晕头痛、面红目赤等症。

芹菜粥

新鲜芹菜60克，大米50～100克。将芹菜洗净，切碎，与大米同入砂锅内，加水600毫升左右，煮为菜粥。每天早晚餐时，温热食用。此粥清热平肝、固肾利尿，适用于高血压患者，但此粥疗效较慢，需要坚持长期食用，方可见效。脾胃虚弱者不宜选用。

山楂大米粥

山楂30～40克，大米100克，白砂糖10克。将山楂洗净，放入锅中，大火煮至浓稠，滤出浓汁，去渣，然后加入大米、白砂糖煮粥。在两餐之间当点心服用，不宜空腹食用。山楂具有消积化滞、收敛止痢、活血化瘀等功效，适用于高血压兼有积滞或高脂血症者。

菊花糯米酒

甘菊花10克（剪碎），糯米酒适量。将两种材料放入锅内拌匀，加入适量水煮沸后食用。每日2次。糯米酒可温中益气，菊花有清热散风的作用。本方适用于高血压、肝阳上亢、眩晕、面红目赤、急躁易怒、口苦咽干等症。

按摩涌泉穴法

每天晚上用热水泡脚半小时后按揉涌泉穴3分钟。在床上取坐位，双脚自然向上分开，或盘腿坐，然后用双手拇指从足跟向足尖涌泉穴处，进行前后反复地揉搓；或用双手手掌自然轻缓地拍打涌泉穴，最好以足底部有热感为宜。

涌泉穴是人体足底穴位，位于足前部凹陷处第2、3趾趾缝与足跟连线的前1/3处，为全身腧穴的最下部，乃是肾经的首穴。中国现存最早的医学著作《黄帝内经》中说："肾出于涌泉，涌泉者足心也。"意思是说，肾经之气犹如源泉之水，来源于足下，涌出灌溉周身四肢各处。所以，涌泉穴在人体养生、防病、治病、保健等各个方面具有重要作用。

● 足底贴敷法

吴茱萸100克，龙胆草60克，土硫磺20克，朱砂15克，明矾30克。将以上药材共研成细末，每次用药适量，用醋调成糊状，每天晚上睡觉前贴到两脚涌泉穴上，外面用医用纱布包好以防止脱落，早上起来之后取下。

● 钩藤泡脚法

钩藤30克，剪碎，放到盆里加适量水煮，不宜用大火，10分钟后端下，稍微凉一点的时候加适量冰片，然后把双脚放进去，每次泡30～45分钟（可不断加热水保持水温）。早晚各1次，10日为1个疗程，连续2～3个疗程。

● 李时珍药枕

野菊花、淡竹叶、冬桑叶、生石膏、白芍、川芎、磁石、蔓荆子、青木香、蚕沙、薄荷各20克，装到枕头里面，每天枕的时间不能少于6小时。

低血压

低血压是指体循环动脉压力低于正常状态。由于高血压在临床上常常引起心、脑、肾等重要脏器的损害而倍受重视，世界卫生组织也对高血压的标准有明确规定，但低血压的诊断尚无统一标准，一般认为成年人肢动脉血压低于90／60mmHg即为低血压。低血压病是由于血压降低而引起的一系列症状，如头晕、晕厥等，女性可有月经量少，持续时间短的表现。中医学认为，本病与身体虚弱、气血不足有关。

芪麻鸡汤

母鸡1只，黄芪30克，天麻13克，葱、姜各8克，盐15克，黄酒10克，陈皮12克。将母鸡去内脏，入沸水中焯，去浮沫，冲洗；将黄芪、天麻装入鸡腔内，放于砂锅中，入葱、姜、盐、黄酒及陈皮，加水适量，小火炖至鸡烂熟，放胡椒粉适量即可食用。本方可补益肺脾，适用于低血压引起的食欲不振、头晕目眩、眼冒金星、久卧突然起身时出现眼前发黑，并伴有心悸、面色苍白等。

荔枝红枣汤

荔枝干、大枣各7颗。将荔枝干与大枣水煎2次，混合药液，分2次服用，每日1剂。荔枝具有通神益智、填精充液、避臭止痛等多种功能。本方可补虚理气，适用于低血压患者。

制附片枸杞子

制附片（先煎）、熟地黄、山萸肉各10克，肉桂、淫羊藿、枸杞子各9克，补骨脂12克，黄精4克。水煎服，每日1剂。本方温肾填精，适用于肾精亏损所致的低血压，也适用于头晕耳鸣、健忘、神疲嗜睡、怯寒、手足不温、夜多小便。

● 人参枳壳煎剂

人参10克，枳壳5克。将以上药材用水煎2次，混合药液，早晚服用，每日1剂。人参能够补气升阳、健脾理气，适用于低血压头晕、腹胀纳差。

● 鱼鳔当归汤

鱼鳔、当归各10克，红枣10颗。将以上药材用水煎。每日2次，早晚分别服用。适合长期服用。当归能够补血养血，本方可大补气血，适用于再生障碍性贫血所导致的头晕，以及血压偏低者。

● 龙眼粥

龙眼肉30克，小米50~100克，红糖适量。将小米与龙眼肉同煮成粥；待粥熟，调入红糖。空腹食，每日2次。龙眼可补益心脾、养血安神，适用于低血压、气血不足、身体瘦弱、失眠多梦。

● 推摩脊柱法

俯卧位，按摩者用手掌在被按摩者背部沿脊柱从下往上进行推摩，反复3次。拇指和食指、中指相对用力，提捏被按摩者的脊柱两旁，从腰向上，反复10次。经常按摩可以治疗低血压所导致的头晕。

心律失常

心律失常指心律起源部位、心搏频率与节律以及冲动传导等任何一项出现异常。正常心律起源于窦房结，频率为60～100次/分（成人），比较规律。窦房结冲动经传导系统依次传至心房和心室，传导时间恒定（成人0.12～1.21秒）；冲动经束支及其分支以及浦肯野纤维到达心室肌的传导时间也是恒定的（小于0.10秒）。

蛋黄油

熟鸡蛋3个。将煮熟的鸡蛋剥去皮，取蛋黄放入铁锅内，以小火煎熬出蛋黄油即可。分2次服用，每次1小匙，连续服用。本方有滋阴润燥、养血的功效，适用于心律不齐。

党参桂枝甘草汤

党参30克，桂枝20克，炙甘草10克。所有药材水煎2次，混合药液，分2次服用，每日1剂。党参味甘、性平，质润气和，具有健脾补肺、益气养血生津的功效。本方可温通心脉，适用于窦性心动过缓。

延胡索散剂

延胡索100克。研粉，每次服5克，每日2次。延胡索性温，味辛、苦，既入血分，又入气分。《本草纲目》说："延胡索能行血中气滞，气中血滞，故专治一身上下诸痛，用之中的，妙不可言。"本方可活血行气，适用于各种心律失常。

灵芝研末

灵芝1个。灵芝晒干研末，冲水服用，每次1~3克，每日2次。灵芝可益精气、强筋骨，适用于冠心病伴有心律失常者。

灵芝酒

灵芝100克，白酒1000毫升。将灵芝浸泡于白酒中，放置1个月后，每日饮酒50毫升。本方具有活血益精气的功效，适用于心律失常。

西洋参黄芪饮

西洋参10克，黄芪15克，甘草3克。所有药材泡服，代茶饮，每日1服。本方具有补气养阴的功效，适用于心律失常气阴双亏者。

二参散

人参、丹参、柏子仁各等份。以上药材共研细末，备用。每次服6克，分2次服用，开水冲服，可补益心气、活血安神。适用于心悸（气血亏虚型）。

或取茯神15克，酸枣仁10克，朱砂2克，猪心2个。用砂锅炖熟，食猪心、喝汤，每日1剂。

五参芪附汤

黄芪20克，黄连、苦参、玄参各15克，丹参30克，党参25克，附子、南沙参各10克。水煎服。须煎90~120分钟，每日1剂，日服3次。10天为1个疗程，可益心气、温心阳、养心阴、活心血、泻心火。适用于心律失常。

按揉内关穴

每天按揉2次，每次按揉2分钟。用指尖有节奏地进行按压，按摩以产生酸、麻、胀的感觉为最好。内关穴对心律失常有着很好的调节作用，平时既可以边走边按揉，也可以在工作之余进行按摩。

十指功

用一只手的食指、中指紧夹另外一只手的小指两侧，由手指根部向指部拉、拔，感到指尖有温热、胀、麻的感觉。再依次从无名指到拇指，各做1次，两手交替进行。心脏不好的人，建议最好能坚持早晚各做1次，每次持续约5分钟。长期坚持做十指功可以扩张冠状动脉，增加心肌供氧量，调节心肌代谢及心脏功能，缓解冠状动脉痉挛，增加冠状动脉血流量，从而可改善心肌供血，对心血管病具有一定的辅助治疗作用。

冠心病

冠心病是一种最常见的心脏病，是指因冠状动脉狭窄、供血不足而引起的心肌功能障碍和器质性病变，故又称缺血性心脏病。

症状表现为在胸腔中央发生一种压迫性的疼痛，并可迁延至颈、颌、手臂、后背及胃部。其他的发作症状有眩晕、气促、出汗、恶心及昏厥。严重患者可能因为心力衰竭而死亡。

三七红枣鲫鱼汤

三七10克，红枣15颗，去内脏的鲫鱼1条（约250克），陈皮5克。将所有材料加清水1000毫升，共煲2小时，加盐适量调味。三七可活血化瘀止痛，防治冠心病。

红参三七粉

红参粉、三七粉各一份。将两种药粉拌匀，每次服1克，每日2次，用温开水送服。红参可补血、化瘀、止痛，治疗冠心病、心悸、气短、自汗、失眠多梦、腰腿酸软。本方适用于冠心病伴气阴两虚者。

蜜饯山楂

生山楂500克，蜂蜜250克。将生山楂洗净，去果柄、果核，水煎煮至七成熟，水将耗干时加入蜂蜜，再入瓶罐中储存备用。每日3次，每次15～30克。山楂有消食健胃、活血化瘀、收敛止痢之功效。本方适用于冠心病以及肉食不消化、腹泻者。

海带决明子煎剂

海带10克，决明子15克，新鲜生藕20克。所有材料用水煎约1小时，调味饮汤，食用海带、莲藕。决明子味苦、性微寒，有清肝明目的功效，适用于冠心病、肝热目赤、肝肾阴虚等症，还有润肠通便的作用。

益母草鸡蛋汤

益母草30克，鸡蛋2个，红糖适量。将益母草与鸡蛋放入适量水中同煮，蛋熟后剥去蛋壳，加入红糖，再煮片刻，吃蛋喝汤。本方可活血调经、利尿消肿，适用于血瘀型冠心病。

丹参降香茶饮

丹参15克，降香3克。将丹参、降香用开水冲泡，代茶饮，至味淡为止，每日1～2次。丹参可活血止痛、凉血清心。本方适用于冠心病瘀血阻滞，症见胸闷、胸痛。

点揉足三里穴法

足三里是强壮全身的要穴，也是最常用的保健穴之一，位于小腿前外侧，膝眼下3寸，距胫骨前缘1横指。点揉足三里特别适合中老年冠心病患者。每次左右各点揉1分钟。

点揉内关穴法

内关穴是八脉交会穴之一，是全身对心脏调节作用最强的穴位之一。

用一只手的拇指，置于另一只手的内关穴上，稍向下点压用力，保持压力不变，继之旋转揉动，产生酸胀感为度。

两手交替点揉对侧。每天不限时段、场地，均可操作。点揉内关穴能够有效提高心肌无氧代谢的能力，令心肌在缺血缺氧的环境中仍能正常工作。点揉两侧的内关穴各1分钟，能强心，调节心律，缓解胸闷、憋气等不适症状。

● 点揉神门穴法

神门穴是全身安神养心最好的穴位之一，位于腕部，腕掌侧横纹尺侧端，尺侧腕屈肌腱的桡侧凹陷处。点揉神门时，因皮下组织结构较内关更致密，因此可以稍加点压的力量。点揉此穴能够松弛白天过度紧张焦虑的中枢神经以扩张冠状动脉，增加冠状动脉血液流量，还有益气血、安神补心的功能。点揉每侧各1分钟，最适合晚间睡前操作。

● 分擦上胸部法

两手掌放松伸开，分别置于同侧上胸部，由上向两侧腋窝部斜行分擦，即双侧乳头至两侧锁骨下缘之间这一扇形区域。手掌要紧贴皮肤，力量和缓、均匀，分擦20次为佳。擦完后感觉上胸部皮肤微微发热即达到治疗目的。有调节心律，对心房颤动等心律失常有明显的改善作用，同时可扩张冠状动脉，增加心肌供血。

肺心病

慢性肺源性心脏病最常见者为慢性缺氧缺血性肺源性心脏病，简称肺心病，是指由肺部胸廓或肺动脉的慢性病变引起的肺循环阻力增高，致肺动脉高压和右心室肥大的一类心脏病。本病除有长期咳嗽、咳痰或哮喘等原有肺胸疾病的各种症状以外，还会逐步出现乏力、呼吸困难和体力下降等症状，并伴随有心前区疼痛和不同程度的紫绀缺氧现象。在气候寒冷的北方及潮湿的西南地区及抽烟的人群患病率较高。

蛤蚧红参丸

蛤蚧、红参等量。将蛤蚧连尾涂以蜜酒，烤脆研细末，红参研末；两者混合均匀，炼蜜为丸，如黄豆粒大。每日2～3次，每次3克。红参是人参的熟制品，可补虚，适用于肺心病乏力体虚者。

玉竹煎水

玉竹25克。玉竹水煎2次，早晚服用，每日1剂。适用于风湿性心脏病、冠心病或肺心病引起的心力衰竭者。

指压少商穴法

经常指压位于拇指指甲下方的少商穴，然后再仔细地按摩拇指的第一节，便可畅通肺经循环，进而能够使呼吸器官活跃。

心悸

心悸即指自觉心中悸动，甚至不能自主。发病时，自觉心跳快而强，并伴有心前区不适，属中医学“惊悸”的范畴，其重症为怔忡。多因气血虚弱、痰饮内停、气滞血瘀等所致。本病症可见于多种疾病过程中，多与失眠、健忘、眩晕、耳鸣等并存。凡各种原因引起的心脏搏动频率、节律发生异常，均可导致心悸。

莲子桃仁汤

莲子20颗，龙眼肉10颗，桃仁30颗（桃仁有毒，不可过量）、酸枣仁12克。将所有药材与糖水同煮。酸枣仁味甘、酸，性平，具有补肝、宁心、敛汗、生津的功效。本方用于治疗虚烦不眠、惊悸多梦、体虚多汗，适用于心脏病患者伴有心悸、神志不安、烦躁、无端忧虑或紧张等。

菖蒲茶

石菖蒲1.5克，酸梅、红枣各2颗，白砂糖适量。先将石菖蒲切片，放茶杯内，再把红枣、酸梅、白砂糖一起煮沸，然后倾入茶杯，盖上杯盖，15分钟后服用。常饮用本方可安神定志，适用于惊恐心悸、失眠健忘、不思饮食。

三参饮

丹参30克，党参15克，苦参10克。将三味药水煎2次，混合药液，早晚服用，每日1剂。丹参是常用中药，最早记载于《神农本草经》，有活血祛瘀、安神宁心的作用。本方可补气养血、燥湿，适用于心悸心慌者。

风湿性心脏病

风湿性心脏病是指由于风湿热活动，累及心脏瓣膜而造成的心脏病变。表现为二尖瓣、三尖瓣、主动脉瓣中有一个或几个瓣膜狭窄或关闭不全。本病多发于冬春季节，寒冷、潮湿和拥挤环境下，初发年龄多在5～15岁，初发后3～5年内可能复发。

桑椹膏

干桑椹200克，白砂糖500克。将白砂糖放入砂锅内，加适量水用小火煎熬至较稠时，加入干桑椹碎末，搅匀，再继续熬至用铲挑起即成丝状而不黏手时停火，将其倒在表面涂过食用油的大搪瓷盆中，待稍冷，分割成小块即可。本方具有补血滋阴、生津止渴、润肠燥等功效，可辅助治疗风湿性心脏病肝肾阴虚者。

梅花大米粥

梅花5～10克，大米50～100克，白砂糖适量。大米入锅中，加水煮粥，待粥半熟时，加入梅花、白砂糖同煮即可。早餐服用，每日1次，连服7天。本方可辅助治疗风湿性心脏病肝气郁滞者。

三根二草汤

臭梧桐根、万年青根、土牛膝、豨莶草各30克，徐长卿、茶树根各15克，灯芯草6克。水煎服。每日1剂，日服2～3次。本方可清热解毒、祛风除湿、强心止痛，适用于风湿性心脏病。

肝炎

肝炎是肝脏的炎症。引发肝炎的原因不同，最常见的是由病毒造成的，由病毒造成的肝炎按照其病毒系列不同分为甲、乙、丙、丁、戊和庚共六种类型病毒性肝炎；此外还有因自身免疫因素造成的。肝炎的早期症状及表现有食欲减退、消化功能差、进食后腹胀、没有饥饿感，厌吃油腻食物（如果进食便会引起恶心、呕吐），活动后易感疲倦。

灵芝甘草汤

灵芝30克，甘草50克。灵芝洗净后，和甘草一起放入1000毫升的水中，大火煮沸后，以小火煮40分钟，滤渣取汁，即可饮用，每日1次。灵芝能促进肝细胞修复，且能提高机体的抗病能力，适用于慢性迁延性肝炎。

山药杞子甲鱼汤

山药、枸杞子各50克，女贞子、熟地黄各15克，陈皮10克，甲鱼1只。将甲鱼去头杂，切块，洗净，与诸药加水同炖至甲鱼熟后，加盐、味精调服。佐餐服食。本品可补脾养胃、生津益肺、清热散结，适用于肝硬化、肝炎胁痛、口干、味觉减退、眼目干涩、手脚心热患者。

五味子红枣水

五味子9克，红枣10颗（去核），冰糖适量。五味子、红枣洗净，和冰糖一同加入沸水锅中煎煮，去渣饮用。服本方待谷丙转氨酶恢复正常后，若立即停服常会出现反弹现象，因此谷丙转氨酶正常后仍宜服用2～4周。五味子可利胆，降低谷丙转氨酶含量，能促进肝糖原异生，加快肝糖原分解，对肝细胞有保护作用。本方适用于无黄疸型肝炎，谷丙转氨酶升高，胸胁隐痛，食欲减退。

● 栀子仁大米粥

栀子仁10克，大米50～100克。将栀子仁碾成细末；大米煮稀粥，待粥将成时，调入栀子末稍煮即可。每日2次，2～3天为1个疗程。栀子仁可清热泻火、清利湿热，适用于黄疸性肝炎、胆囊炎以及目赤肿痛、急性结膜炎等。本方不宜久服多食，大便泄泻者忌用。

● 蒲公英大米粥

蒲公英40～60克（鲜品60～90克），大米50～100克。取干蒲公英或鲜蒲公英（带根）洗净，切碎，煎取药汁，去渣，加入大米同煮为稀粥。每日2～3次，温服，3～5天为1个疗程。蒲公英可清热解毒、消肿散结，适用于传染性肝炎、胆囊炎等。

● 佛手败酱草

佛手20克，败酱草30克。将两味药材用水煎2次，滤出药液混合，每日3次，服用时加白糖或葡萄糖。败酱草能抗病毒，促进肝细胞再生，可清热疏肝，适用于传染性肝炎。

脂肪肝

脂肪肝是指由于各种原因引起的肝细胞内脂肪堆积过多的病变。根据肝细胞内脂滴大小不同又可分为大泡型脂肪肝和小泡型脂肪肝。脂肪肝正严重威胁人类的健康，成为仅次于病毒性肝炎的第二大肝病。一般而言，脂肪肝属可逆性疾病，早期诊断并及时治疗可恢复正常。

芹菜黄豆汤

鲜芹菜100克（洗净切成小段），黄豆20克（用水泡发）。锅内加水适量煮黄豆，黄豆煮熟后再加入芹菜段煮片刻，出锅调味，即可食用。每日1次，连服3个月。芹菜性凉，味甘、苦，能平肝火、清血热、补肝益肾，适用于脂肪肝。

红薯汤

玉竹3克，炙甘草2克，龙眼肉5克，红薯50克。红薯不要去皮，洗净，切块，用500毫升的水加其他药材一起煮沸后，再用小火炖煮20分钟。经常食用此汤，可缓解脂肪肝引起的不适症状。

山楂香菇粥

山楂15克，香菇10克，大米50克，白砂糖适量。将山楂、香菇加温水浸泡，水煎去渣，取浓汁，再加水与大米煮成粥即可。食用时加白砂糖，早晚2次，温热服食。山楂可健脾消食、活血化瘀、降脂，适用于血瘀型脂肪肝、胁肋胀痛或刺痛。

丹红黄豆汁

丹参100克，红花50克，黄豆1000克，蜂蜜、黄酒、冰糖各适量。将丹参、红花冷水浸泡1小时，水煎2次，加蜂蜜滤出药汁合并，备用；黄豆浸泡1小时后，入锅加水再加黄酒适量，煮熟，滤出汁。与药汁混合，加入冰糖上锅蒸2小时，冷却装瓶。每日2次，每次15毫升，饭后服用。丹参可活血化瘀、疏肝健脾。本方适用于瘀血阻络型脂肪肝、胁肋胀痛或刺痛、皮肤瘀斑者。

单侧鼻孔呼吸法

把嘴巴闭上，用食指关节把一边的鼻孔堵住，用另一边鼻孔吸气，吸满后再由同一鼻孔呼气。之后，再换另一边鼻孔进行。

单侧鼻孔呼吸可改善肝病。

造血运动法

将双手手掌平放于肚脐上方，手腕平直，进行上、下、左、右轻推，推至腋窝的时候再用力，这样掌心很快就会感觉到温热。

值得注意的是，在整个运动的过程中，手腕必须保持平直。这个动作能加速血液循环，促进脂肪代谢，有利于脂肪肝的治疗。

肾炎

肾炎，顾名思义就是肾脏发生了炎症反应。肾炎的种类很多，根据最初发病原因可分为原发性肾小球肾炎与继发性肾小球肾炎。按照时间来划分，则分为急性肾炎与慢性肾炎。急性肾炎、慢性肾炎、肾病综合征等是原发性肾炎；紫癜性肾炎、狼疮性肾炎、糖尿病肾病、高血压肾病等称为继发性肾炎。

芹菜炒虾仁

芹菜150克，虾仁60克，盐2克，植物油10毫升。将芹菜去叶、根，洗净拍扁，切小段；虾仁洗净；热油，先下虾仁炒至半熟铲起，再炒芹菜至半熟，放虾仁同炒，下盐调味，炒熟即可。

车前叶粥

鲜车前叶30～60克，葱白1根，大米50～100克。将车前叶洗净，切碎，同葱白煎煮，去渣取汁，兑水加大米煮粥。每日2～3次。7天为1个疗程。本方可清热利尿、祛痰，适用于急性肾炎、小便不利、尿血、水肿等症。患有遗精、遗尿的患者不宜食用。

绿豆冬瓜汤

冬瓜块500克，绿豆适量。绿豆洗净，与冬瓜块一起放入砂锅里，加清水适量，用小火煲2小时，用白砂糖调味服用。冬瓜可利小便、消水肿、解热毒。冬瓜含钠量较低，是肾病病人的理想食品。适用于早期急性肾炎。

羊肾蒸附片

羊肾1对，制附片6克。将羊肾对半切开，去其筋膜；制附片研末，均匀地掺于羊肾中，蒸2小时。每日早、晚空腹食用1个。15天为1个疗程。本方适用于脾肾阳亏的慢性肾炎、四肢水肿、小便不利等症。

茯苓皮白术水泡脚

将茯苓皮、大腹皮、白术、怀山药各30克洗净，一同放入锅中，加清水适量，煎煮30分钟，去渣取汁，与2000毫升沸水一起倒入盆中，先熏蒸，待温度适宜时泡洗双脚，每日1次，每次熏泡40分钟，30天为1个疗程，适用于慢性肾炎。

益母草黄芪水泡脚

取益母草30克，黄芪、当归各20克，党参15克，川芎、红花各12克洗净后，放入锅中，加清水适量，浸泡20分钟，煎煮沸，取药液与1500毫升沸水同入脚盆中，趁热熏蒸，待温度适宜时泡洗双脚，每日2次，每次40分钟。本方补虚固本、活血化瘀、解毒祛邪，适用于慢性肾炎。

肾病综合征

肾病综合征是指由多种病因引起的，以肾小球基膜通透性增加和肾小球滤过率降低等肾小球病变为主的一组综合征。肾病综合征不是一种独立性疾病，而是肾小球疾病中的一组症候群。肾病综合征的典型表现为大量蛋白尿、高度水肿、高脂血症。肾病综合征在中医学中多属“水肿”“虚痨”“腰痛”等范畴。

蒜头花生汤

花生仁150克，大蒜100克。大蒜去皮与花生仁一起放入砂锅内，加清水适量，大火煮沸，再改用小火煲至花生仁熟软，调味食用。大蒜可健脾、祛湿、退肿解毒，适用于肾病水肿、脾虚湿盛者，四肢酸困、下肢水肿、小便不利等。

五味杜仲炖羊肾汤

羊肾2个，杜仲15克，五味子6克。羊肾切开，去脂膜，切片；杜仲、五味子分别洗净。将以上材料一起放入炖盅内，加沸水适量，用小火隔水炖1小时，调味食用。杜仲具有补肝肾、强筋骨、安胎气的作用。本方能温肾涩精、强筋健骨，适用于肝肾虚寒的肾病综合征（腰脊冷痛、足膝无力、小便频数、时有头晕耳鸣等症状）。

按摩腰部法

两手掌搓至手心发热时，分别放到腰部两侧，掌心向皮肤，上下按摩腰部，直到有热感为止。早晚各做1次。此法通经活络、补肾壮腰。

膀胱炎

膀胱炎可分为特异性细菌感染和非特异性细菌感染。非特异性膀胱炎由大肠埃希菌、变形杆菌、绿脓杆菌、粪链球菌和金黄色葡萄球菌所致。其临床表现有急性和慢性两种。急性膀胱炎发病突然，排尿时有烧灼感，并在尿道区有疼痛感，有时有尿急和严重的尿频现象。上述症状白天、晚间均可发生，女性常见血尿，时有血尿块排出。患者感到体弱无力以及腰背痛。

玉米粥

玉米渣50克加适量水煮成粥后，加适量盐即可。空腹食用。本方可健脾利湿、利尿，适用于膀胱炎。

干柿黑芝麻汤

干柿子5～6个，加4克黑芝麻，再加水300～400毫升，煎至150～200毫升，1日分3次饮用。适用于膀胱炎。

玉米须饮

玉米须60克。玉米须洗净，用沸水冲沏，代茶饮。玉米有利湿清肾的作用。本方对慢性膀胱炎、肾炎、胆囊炎、糖尿病、高血压、肥胖等疾病均有较好的治疗效果。

金银花蒲公英煎水

金银花、蒲公英各10克。两味药材洗净后，放入锅中，加水煎煮2次，药液混合，早晚服用，每日1剂。本方适用于膀胱炎。

杨桃煎水

鲜杨桃5个，蜂蜜适量。将杨桃洗净切成块，加水煎煮10分钟，放温后冲入蜂蜜适量饮用。杨桃能清热、解毒、利尿，适用于膀胱结石及膀胱炎。

车前草猪膀胱煎汤

鲜车前草60～100克（干品用20～30克），猪膀胱200克。上述材料同煮汤，加适量盐调味食用。适用于膀胱炎、尿道炎、妇女湿热白带或黄带等症。

喝醋

米醋50毫升，每天喝兑过凉开水的醋150毫升。适用于膀胱结石。

提肛运动

将肛门使劲向上提缩，似憋大便状。此动作可拉动括约肌及小腹肌肉，从而缓解膀胱炎症。

盐熨

盐200克。将盐放在锅里炒热，然后放入布袋热敷腹痛处与小腹部，能起到散寒止痛的作用。适用于膀胱炎、受寒冷刺激及膀胱麻痹、小便不通。

尿失禁

尿失禁是由于膀胱括约肌损伤或神经功能障碍而丧失排尿自控能力，尿液不自主地流出的病症。尿失禁按照症状可分为充溢性尿失禁、无阻力性尿失禁、反射性尿失禁、急迫性尿失禁及压力性尿失禁五类。此病除了令人身体不适外，还会严重影响患者的生活质量和心理健康，被称为“不致命的社交癌”。

益智仁乌药丸

益智仁、乌药各一份。两味药共研细末，酒适量，煮沸调入山药末制丸，如梧桐子大，每次服50粒，每日2次。本方可温肾祛寒，适用于身体虚冷、小便频数及遗尿。

菟丝子茯苓莲子丸

菟丝子150克，白茯苓90克，石莲子（去壳）60克。所有药材研末，白酒适量，同药末调糊为丸，如梧桐子大，每次服30粒，饭前用盐水送服。菟丝子性温、味甘，可滋补肝肾、固精缩尿、止泻。本方适用于阳痿遗精、尿有余沥、遗尿尿频、腰膝酸软者。

益智仁丸

巴戟天（酒浸泡煮熟，晒干）、益智仁（酒浸泡煮透，晒干）、桑螵蛸、菟丝子各一份。所有药材共研末，久煮成糊状，制为丸，如梧桐子大，每次服20丸，饭前用盐水送服。巴戟天味辛、甘，性温。本方适用于肾虚阳痿、女子宫冷不孕、小便频数、肾虚等。

盐炒补骨脂小茴香丸

盐炒补骨脂、盐炒小茴香各等份。两种药材分别研细末，混合，用酒调糊为丸，如梧桐子大，每次服30～50粒。饭前温酒或盐水送服。补骨脂味辛、性苦，可温肾助阳、纳气、止泻，适用于肾虚作喘、腰膝冷痛、五更泄泻、尿失禁、小便无度。

活动脚掌缓解尿失禁

坐在椅子上，双脚并拢、离地，以脚跟为轴心使脚掌反复由上向下压。由起始动作往下压时，脚尖要撑到最大限度，以此拉动脚踝关节，刺激足三里穴，从而缓解尿失禁。

凯格尔运动法

收缩骨盆处肌肉1～3秒钟，然后放松。如此重复10次，每天做3～5次，可有效缓解尿失禁症状。

可以在平躺、站立、步行等各种动作时进行，从而成为身体的一种生理反射，病人会发现下次再咳嗽或大笑之前，就会自动提肛收缩，尿液也就不会流出。

糖尿病

糖尿病是由遗传因素、免疫功能紊乱、微生物感染及其毒素、精神因素等各种致病因子作用于机体，导致胰岛功能减退、胰岛素抵抗等而引发的糖类、蛋白质、脂肪、水和电解质等一系列代谢紊乱综合征，临床上以高血糖为主要特点，典型病例可出现多尿、多饮、多食、体重减少等表现，即“三多一少”症状。

白扁豆天花粉丸

白扁豆、天花粉各100克，蜂蜜适量。将白扁豆浸泡去皮，晒干研末，天花粉研末，两种药末混合加入蜂蜜搅拌为丸，如梧桐子大，每次20～30丸，以天花粉15克煎汁送服。白扁豆能补气健脾化湿，药性温和，补而不滞，可消热健脾止咳，适用于糖尿病口渴。

葛根粉粥

葛根粉30克，大米60克。大米入锅中，加2碗水煮粥，粥将成时加葛根粉，调匀成糊，分2餐食用。适用于糖尿病口渴。

玉竹粥

玉竹15～20克（鲜品用30～60克），大米100克，冰糖适量。玉竹煎汤去渣，入大米，加水适量煮为稀粥，粥成后放入冰糖。每日2次，7天为1个疗程。

玉竹可滋阴润肺、生津止渴，适用于口干舌燥、阴虚、低热不退的糖尿病患者。

生地黄粥

鲜生地黄、大米各50克。生地黄洗净，捣烂，用纱布挤汁；大米加水500毫升，煮成稠粥后，将生地黄汁加入，小火再煮沸，即可食用，每日1次。生地黄可清热凉血，养阴生津。本方可缓解阴虚热盛型糖尿病引起的烦渴多饮、多食易饥、大便干结等症。

山药粥

山药50克，大米60克。大米、山药一同加水煮粥，早晚餐食用。山药可润肺健脾、益气固精，适用于气阴两虚型糖尿病引起的神疲乏力、口干咽干、泄泻或心悸自汗、眩晕耳鸣等症。

地骨皮粥

地骨皮30克，桑白皮15克，麦冬20克，面粉100克。先煎前三味药，去渣取汁，再与面粉共煮为稀糊。渴即食之，不拘时。地骨皮可清肺、生津止渴。本方适用于糖尿病多饮、肺病伴热咳嗽、身体消瘦等，疗效很好。

枸杞子大米粥

枸杞子15～30克，大米50克，白糖适量。将枸杞子、大米入砂锅内，加水500毫升，用小火烧至粥稠时，停火闷5分钟即可，加入白糖，每日早晚服用。枸杞子具有滋补肝肾、益精明目作用，适用于糖尿病肝肾阴虚者，症见头晕目眩、视力减退、腰膝酸软。

黄芪党参水泡脚法

将黄芪45克，党参、苍术、山药、玄参、麦冬、五味子、生地黄、熟地黄、牡蛎各15克，洗净，一同放入锅中，加清水2000毫升，煎至水剩1500毫升时，滤出药液，倒入脚盆中，先熏蒸，待温度适宜时浸泡双脚，每晚临睡前1次，每次40分钟，20天为1个疗程。适用于气阴两虚型糖尿病，疗效非常好。

皂角刺伸筋草水泡脚法

将皂角刺、伸筋草各30克在清水中洗净，一同放入锅中，加清水适量，以大火煮沸后，转小火煎煮30分钟，去渣取汁，与2000毫升沸水一起倒入盆中。先熏蒸双脚，待温度适宜时泡洗双脚，直至浑身发热。每日2次，每次熏泡40分钟，14天为1个疗程。本方可清热解毒、燥湿止痛，适用于糖尿病。

桂枝丹参水泡脚法

将桂枝、制附片、忍冬藤、丹参各50克，生黄芪60克，乳香、没药各20克，洗净，一同放入锅中，加清水适量，煎煮30分钟，去渣取汁，与2000毫升沸水一起倒入盆中，先熏蒸，待温度适宜时泡洗双脚，每日1次，每次熏泡40分钟，30天为1个疗程。本方可温阳通络、活血化瘀、发表散寒，适用于糖尿病。

血管硬化

血液中沉积了过量的蛋白质、脂肪、糖类等有机物，因无法被有效地利用而滞留在人体内。这些有机物的黏性系数增大，且呈酸性，就会导致血液酸性化，血流速度减慢或血流不畅，进一步导致血管硬化、内壁炎症等，从而引起一系列症状。血管硬化可致高血压，严重可致冠心病、脑血栓和脑血管破裂。

血管硬化通常是在青少年时期发生，至中老年时期加重、发病。男性较女性多，近年来本病在我国逐渐增多，成为老年人死亡的主要原因之一。

绞股蓝

绞股蓝10～20克，水煎服。每日1次。或用新鲜绞股蓝洗净煮熟，当菜拌面吃，可清热益气。

绞股蓝具有增加冠状动脉血流量、抗心肌缺血、增加脑血流量、抑制血栓形成的作用，老年人常吃绞股蓝对身体非常有益，可缓解动脉硬化引起的四肢麻木、头晕等。

双耳汤

黑木耳、银耳各10克，冰糖5克。黑木耳、银耳用温水泡发，放入小碗，加水、冰糖适量，置蒸锅中蒸1小时。饮汤吃双耳。黑木耳能阻止血液中的胆固醇在血管壁上的沉积和凝结，从而起到软化血管的作用。本方适用于血管硬化、高血压、冠心病。

贫血

贫血是单位容积内红细胞数和血红蛋白含量低于正常。正常成人血红蛋白量男性为12～16克／升，女性为11～15克／升；红细胞数男性为（4～5.5）$\times 10^{12}$／升，女性为（3.5～5.0）$\times 10^{12}$／升。凡低于以上指标的即是贫血。

贫血者的临床表现为面色苍白，伴有头晕、乏力、心悸、气急等症状。

蒸红枣黑木耳

黑木耳15克，红枣15颗，冰糖10克。将黑木耳、红枣用温水泡发并洗净，放入小碗中，加水和冰糖；将碗放置锅中蒸约1小时。一次或分次食用。红枣能够补中益气、养胃健脾、养血壮神。与滋补强身的黑木耳搭配食用，其补益、滋养、活血、美容的作用增强。本方适用于贫血、面色苍白、口唇苍白、失眠。

紫苏酒

紫苏叶适量，35度的白酒适量（约为紫苏叶5倍的量）。紫苏叶洗净后，去除水分，切成大片，放至背阴处晾半天，直至叶子八成干，然后将紫苏叶装入纱布袋，放入带盖的宽口径瓶子里，再倒入白酒，盖上盖子。将其在阴凉处放置2个月左右，直至紫苏变色，最后把叶子捞出即可。分2次服用，每次20毫升。紫苏叶中所含的维生素C、钾、铁等成分皆能有效预防贫血。

菠菜鸡蛋汤

菠菜60克，羊肝100克，鸡蛋2个，姜丝、盐各适量。将菠菜洗净切段，水煮，放入羊肝、姜丝、盐，加入鸡蛋煮熟。分2次服用。菠菜具有补虚损、理气血的功效，可经常食用。适用于贫血、面色无华、心烦失眠。

猪肝汤

猪肝300克，新鲜的枸杞叶200克，盐水适量。将猪肝冲洗干净，浸泡在盐水中，然后切成薄片；将猪肝、枸杞叶和水一起放入锅中，煮熟即可食用。食用时可按照个人口味加入盐和酱油调味。动物的肝脏（尤为猪肝）不仅含铁量丰富，极易被人体吸收，还含有维生素B_{12}，有益于增强造血的功能。

黄芪母鸡粥

母鸡1只（重1000～1500克），黄芪15克，大米100克。将母鸡煮熟，取鸡汤，将黄芪煎煮去药渣，鸡汤与黄芪汁混合后加入大米煮粥。早晚趁热服食。黄芪可益气血、填精髓、补气升阳、固表止汗，适用于久病体虚、气血双亏、营养不良的贫血患者。感冒发热、外邪未尽者忌服。

党参黄芪肉桂汤

党参10克，炙黄芪15克，肉桂1.5克。所有药材水煎2次，混合后分上、下午服用，每日1剂。党参具有补气助阳生血的功效，适用于脾肾阳虚贫血、面色苍白、乏力泄泻、四肢不温者。

肉苁蓉芡实杜仲汤

肉苁蓉10克，杜仲9克，芡实12克。所有药材用水煎2次，药液混合后分上、下午服用，每日1剂。肉苁蓉可补肾精、益肾健脾。本方适用于脾肾阳虚贫血、腰膝酸软无力、畏寒怕冷者。

荷兰芹牛奶饮

荷兰芹3棵（约50克），牛奶200毫升，蜂蜜1小匙。荷兰芹洗净，去茎，芹叶切碎；将荷兰芹放入研钵中，用研磨棒压成糊状；倒入牛奶，搅拌均匀，再加入蜂蜜即可饮用。每日饮用200～300毫升即可。荷兰芹中的铁和维生素C能起到补血的作用，而牛奶中的蛋白质又能生成红细胞，荷兰芹与牛奶双重营养结合在一起能有效预防贫血。

番茄酸奶

番茄1个，酸奶1/2杯，柠檬汁适量。用沸水把番茄烫10秒钟，然后用凉水将番茄冲一下，去皮、切成块；把番茄块和酸奶、柠檬汁一起放入搅拌器中搅拌后即可食用。亦可按照个人口味加入蜂蜜。番茄中的维生素C和酸奶中的蛋白质都能提高人体对铁的吸收。

猪血鲫鱼粥

生猪血约500克，鲫鱼、粳米各100克，白胡椒适量。将生猪血切方丁，鲫鱼去鳞及内脏，洗净切段，粳米淘洗干净，加入白胡椒共同煮粥。常食此粥可治贫血和头痛，注意煮粥时不要放盐。

● 冰糖银耳茶

取如核桃大小的1块银耳放入茶杯中，加半杯冷水，再加核桃大小的冰糖1块，待银耳泡开后，蒸半小时，每天中午或晚上饭前吃，每日1次，坚持一周即可见效。

● 常食芹菜叶

芹菜叶所含的蛋白质比芹菜秆高45%，脂肪含量高1.7倍，胡萝卜素高28倍，维生素B_1高4倍，维生素C高5倍，尼克酸高3倍。所以常食芹菜叶可用来治疗缺铁性贫血。同时，芹菜叶也是补钙的佳品。

● 按揉期门穴法

按摩者将食指、中指、无名指并拢，用三指的指腹按揉被按摩者期门穴及其周围10分钟，再用中指指腹按揉腕骨处3分钟，力度适中。按揉前，被按摩者取仰卧位，先定第4肋间隙的乳中穴，并于其直下二肋（第6肋间）处取穴。妇女则应以锁骨中线的第6肋间隙处取穴。

● 按摩血海和足三里法

将一手食指与中指重叠，中指指腹放在同侧足三里穴上，适当用力按揉3分钟。两腿交替进行，按摩足三里可补脾健胃、调和气血。

掌揉血海穴，将双手掌心分别放在同侧血海穴上，适当揉按1分钟。两腿交替进行按揉。

血海穴的寻找：应采用仰卧或正坐的姿势，血海穴位于大腿内侧，膝盖骨内侧的上角往上约3指宽筋肉的沟，一按就感觉到痛的地方。按摩血海穴可活血化瘀。

预防贫血操

仰卧在床上，身体伸直，放松心情，双手抚脸庞，保持呼吸平稳。右腿伸直，左腿向前屈，用左脚的脚后跟敲打位于膝关节下方的足三里穴。敲打片刻，以脚部感到温热为宜，换脚同法施行。

甲状腺肿大

单纯性甲状腺肿俗称“粗脖子”“大脖子”或“瘿脖子”，是以缺碘为主的代偿性甲状腺肿大，发病人群以青年女性为主，青春期、妊娠期、更年期比较容易发病。甲状腺肿大一般情况下不会伴有甲状腺功能异常；散发性甲状腺肿可有多种病因导致相似结果，即机体对甲状腺激素需求增加，或甲状腺激素生成障碍，人体处于相对或绝对的甲状腺激素不足状态。

● 芝麻拌海带

黑芝麻100克，水发海带350克，白糖、醋、味精、橄榄油各适量。芝麻洗净，放入锅中用小火微炒，炒至芝麻发香即可出锅；海带洗净，切丝，用大火蒸15分钟，放入味精、醋、白糖和橄榄油，撒上芝麻，拌匀即可。海带富含钙与碘，有助于甲状腺素合成，与芝麻搭配食用更有营养，对人体更有益。

● 绿豆海带粥

海带20克，绿豆50克，大米30克，陈皮6克，红糖60克。将海带泡软，洗净，切丝；砂锅内加清水，放入大米、绿豆、海带、陈皮，煮至绿豆开花为宜，加入红糖溶匀服食。不喜甜食的人可酌情加入食盐调味。本方清凉解毒、消肿软坚，可除瘿瘤，也可缓解青春期甲状腺功能亢进、缺碘性甲状腺肿大。

紫菜萝卜汤

紫菜50克，萝卜500克，陈皮6克。所有材料用水煎服，每日1剂，吃萝卜和紫菜，喝汤。紫菜含碘量很高，可用于治疗因缺碘引起的“甲状腺肿大”，此外，紫菜有软坚散结功能，对其他郁结积块也有作用。

海藻浸酒

海藻500克，白酒1000毫升。将海藻浸泡酒中，数日后，饮酒。每日2次，每次15毫升。酒饮完后，药渣晒干研末，每次服6克，每日3次；也可酒饮完后如法再浸1剂。3个月为1个疗程。海藻味咸、性寒，具有清热的功效。本方对治疗甲状腺肿大有较好的疗效。

紫菜黄药子浸酒

紫菜50～100克，黄药子30克，高粱酒500毫升。将黄药子同紫菜浸泡酒中，10天后饮用，每日2次，每次10毫升。黄药子性平、味苦，有清热解毒之功效。本方适用于痰湿结聚、颈部肿大、胸闷纳呆、恶心、呕吐等。

按揉睛明穴法

用双手拇指的螺纹面按在睛明穴上，按压鼻根部分，按照先下后上的顺序挤压，上下挤压一次为一拍，连续做四个八拍，再按摩眼眶，以及推抹前额和颈椎两侧，每次2分钟。睛明穴在鼻梁两侧，距内眼角约0.5厘米。

按压合谷穴法

按摩左手时，可用右手握住左手，右手的拇指屈曲垂直按在合谷穴上，做一紧一松按压，一般每2秒1次。

按压的力度要较强，按压穴位下面应出现酸、麻、胀的感觉，甚至有蹿到食指端和肘部以上的感觉，即以出现“得气”现象为好。

按揉手三里法

左手握空心拳敲击右手臂的手三里，用力不要过大。共敲击108下，每敲6下，做一次呼吸，1～3下为吸气，4～6下为呼气，依次类推。然后换右手敲击左臂手三里。手三里穴在左、右手前臂处。将肘弯曲成直角，在肘横纹尽头处是曲池穴，曲池穴下面2指宽处就是手三里。

下牙床左右移法

端坐，身体和头部都保持不动，将下牙床向左边移动。恢复到起始姿态。接着，再将下牙床向右边移动。

通过此动作可锻炼后脑和颈部之间的脊椎、甲状腺以及脑下垂体，从而缓解甲状腺功能亢进症。

痛风

痛风又称“高尿酸血症”，是一种因嘌呤代谢障碍使尿酸累积而引起的疾病，属于关节炎的一种，又称代谢性关节炎。人体内有一种叫作嘌呤的物质新陈代谢发生了紊乱，尿酸的合成增加或排出减少，造成高尿酸血症。当尿酸浓度过高时，尿酸即以钠盐的形式沉积在关节、软组织、软骨和肾脏中，引起组织的异物炎性反应，此即为痛风。

车前子茶饮

车前子30克。将车前子用布包，加水500毫升，浸泡30分钟后煮沸，代茶饮，每日1剂。车前子味甘、性微寒，具有清热利尿、渗湿通淋、明目、祛痰的功效。本方用于水肿胀满、热淋涩痛、暑湿泄泻、目赤肿痛、痰热咳嗽。用药期间逐渐停服秋水仙碱等药物。

苍术黄柏汤

苍术、黄柏各10克，川牛膝15克，薏苡仁20克，银花藤18克，延胡索、当归尾各8克，蒲公英13克，滑石25克，所有药材以水煎服。苍术可祛风散寒，适用于外感湿毒、关节肿痛、痿软无力等。

薏苡仁汤

薏苡仁30克，当归、独活、川芎、生姜各5克。所有药材洗净后，将药泡透，加适量水，然后用大火烧沸，再用小火熬30分钟，过滤取汁即可。每日1剂，饭前1小时服用。薏苡仁利尿；当归解热、抗炎、补血；独活有抗关节炎、镇痛、镇静、催眠等作用。本方有镇痛、解热、抗感染、改善血液循环、抗关节炎等作用。

栀子鸡蛋清外敷法

栀子25克，鸡蛋清1个，用高度白酒调成糊状，敷在痛处，外面用纱布包好，每日换1次，一般2～3天即可见效，无任何副作用。敷药后局部皮肤可能变黑，但无痛痒，不破溃。以上剂量可敷1个痛处，如有多处疼痛部位，可酌情增加剂量。敷药期间，少吃海鲜、少喝啤酒。

按摩膝前方法

从髌骨的上缘起始，分别沿髌骨内侧缘或外侧缘，以拇指揉法操作，一直到髌骨的下缘。重点按内外膝眼穴。半屈曲膝关节时，髌骨下缘是绳索样的髌韧带，韧带内、外侧各有一个凹陷，即膝眼穴。本法可以起到抗关节炎的作用。

放松膝关节后方法

以拿、掌揉等大面积放松手法，放松膝关节后方腘窝上下的大腿、小腿肌肉5～10分钟。本法可起到抗关节炎的作用。

神经衰弱

神经衰弱涉及中医学的不寐、心悸、郁证、虚损、遗精、阳痿等病证，是大脑皮质兴奋与抑制平衡失调引起的一种功能性疾病。中医认为，人的意识、思维、情志等活动皆为心、肝所主，所以神经衰弱离不开心肝功能活动的衰退或亢进，并与脾、肾有关。所以本病之起，多因思虑过度、劳伤心脾，房事不节、肾气亏损，情志不舒、肝气郁滞，肝肾阴虚、虚火上扰，心胆气虚、神志不宁，脏腑失调。症状繁多，临床表现极为复杂，一般常见的有头痛、头晕、耳鸣眼花、疲劳气短、消化不良、失眠多梦、心悸健忘、焦虑不安、精神不振、遗精、阳痿或月经不调以及一些其他症状。

交泰饮

黄连、肉桂各6克，玄参10克。水煎服。每日1剂，日服3次，可滋阴降火、交通心肾。本方适用于心肾不交型神经衰弱。

浮小麦红枣饮

浮小麦30克，红枣10颗，甘草9克，蜂蜜适量。将上述诸药一同放入砂锅中，加适量水煎煮沸后继续用小火煮10分钟，滤取煎汁，加入蜂蜜即可饮用。适用于神经衰弱。

灯芯交泰汤

黄连、肉桂各6克，灯芯草3克。水煎服。每日1剂，分2次服用，可清心泻火、交通心肾。适用于神经衰弱。

● 人参猪脑五味汤

猪脑2个，人参、五味子各6克，麦冬、枸杞子各15克，生姜4片，盐适量。把猪脑、人参、麦冬、五味子、枸杞子、生姜分别洗净，一起放入炖盅内，加沸水500毫升，加盖后用小火隔水炖3小时，然后加入盐调味即可。人参有安神健脑之功。本方经常用于失眠症中属心肺两虚、肾阴不足所致的头晕目眩、耳鸣多梦以及记忆力减退等症的辅助治疗。

● 鲫鱼糯米粥

鲫鱼300克，糯米60克。鲫鱼处理好，洗净；糯米淘净。将糯米加适量水煮粥，待粥将稠时，将鲫鱼放入，粥好时，去鲫鱼骨，并放入适量的姜末、葱花和盐、味精即可。隔日吃1次，此粥可经常服用。鲫鱼具有温中散寒、补脾开胃的功效，适用于胃寒腹痛、食欲不振、消化不良、虚弱无力等症。

● 徐长卿散（丸）剂

徐长卿全草研末，每次10克，每日2次；或炼蜜为丸（每丸含生药5克），每次服2丸，每日3次；或将徐长卿装胶囊服用，每粒胶囊0.5克，每次服20粒，每日2次。适用于神经衰弱。

● 加味半夏汤

法半夏12克，秫米（高粱米）、百合各30克，夏枯草、紫苏叶各10克。水煎服。每日1剂，分2次服用，可引阳入阴、交通阴阳。适用于阴阳失调型神经衰弱。

枸菊地萸汤

枸杞子、生地黄各12克，牡丹皮6克，菊花、山茱萸、茯神、麦冬、酸枣仁各9克，丹参、何首乌、龟甲各15克。水煎服。每日1剂，分2次服用，可滋阴降火、平肝潜阳、宁神定志。适用于阴虚阳亢型神经衰弱。

参麦饮

党参15克，麦冬12克，五味子10克。以上3味药材共研为粗末，放入杯中，用沸水冲泡即可，每日1剂，代茶饮用，或水煎服，可益气、敛阴、安神。适用于神经衰弱。

枣仁莲心汤

酸枣仁10克，莲子心5克。将以上药材放入杯中，沸水冲泡，盖紧杯盖，10分钟后即可饮用。每日1剂，代茶饮用，可清心安神。适用于心火亢盛型神经衰弱。

桑椹安神汤

桑椹、熟地黄、白芍各15克。水煎服。每日1剂，分2次服用。或研为粗末，放入杯中，冲入沸水，加盖闷15～20分钟即可代茶饮用。本方可滋阴安神，适用于神经衰弱。

枣树根汤

酸枣树根（不去皮）30克，丹参12克。水煎服。每日1剂，水煎1～2小时，于午休和晚上睡前服用。适用于神经衰弱、顽固性失眠。

● 木槿汤

木槿根及树皮2～3克。水煎服，每日3～4次，可益气安神。适用于神经衰弱。

● 三子枣仁汤

女贞子、酸枣仁各30克，五味子、枸杞子、法半夏、夜交藤、生地黄各15克，琥珀末3克。水煎服，每日1剂，分2次服用，可滋阴清热、活血安神。适用于神经衰弱。

● 按揉睛明穴法

用拇指与食指指腹按揉睛明穴可以消除疲劳、安定情绪、缓解压力，对神经衰弱可以起到缓解作用。需要注意的是，睛明穴按摩时手法要轻柔，不宜用力过大。

● 按揉头维穴法

头维穴位于头侧部，额角发际上0.5寸，头正中线旁4.5寸。取穴时，一般采用正坐或仰靠、仰卧姿势。用拇指螺纹面按揉头维穴，可缓解神经衰弱引起的头痛、失眠等症状。

● 睡前按揉头部法

每晚临睡前半小时先擦热双掌，然后将双掌贴于面颊，两手中指起于迎香穴，向上推至发际，经睛明、攒竹等穴，然后两手分开向两侧至额角而下，食指经耳门穴返回起点，如此反复按摩30～40次。

老年痴呆症

老年痴呆症是发生在老年期及老年前期的一种原发性退行性脑病，是一种持续性高级神经功能活动障碍，即在没有意识障碍的状态下，记忆、思维、分析判断、视空间功能、情绪等方面出现的障碍。其特征性病理变化为大脑皮质萎缩，并伴有β-淀粉样蛋白沉积，神经元纤维缠结，大量记忆性神经元数目减少。

核桃仁大米粥

核桃仁30克，大米200克，红枣10颗。将以上3味食材洗净，加适量水，用小火熬煮成粥，约30分钟即可。核桃有“万岁子”之称。核桃仁中所含维生素E，可使细胞免受自由基的氧化损害，抗衰老，预防老年痴呆症。

点按百会法

端坐，单手或双手拇指置于百会穴处点按，一松一放反复操作数次，以头部有酸胀感为宜。百会穴在头顶，正中线与两耳连线的交会处。本法可改善记忆，预防老年痴呆症。

点按郄门穴法

用可作为点穴位的工具或食指按压于另一手臂的郄门穴上，长按3～5分钟，局部有酸麻微痛感，并向上或向下延伸。郄门穴位于前臂掌侧中央，腕横纹上5寸，曲泽穴与大陵穴连线的中点上1寸处。本法可改善老年人记忆力，预防老年痴呆症。

痔疮

人体直肠末端黏膜下和肛管皮肤下静脉丛发生扩张和屈曲所形成的柔软静脉团，称为痔，又名痔疮。医学上所指痔疮包括内痔、外痔、混合痔，是一种慢性疾病。男女均可发病，女性的发病率为67%，男性的发病率为53.9%（此数据为占各自性别的比重）；任何年龄都可发病，其中20～40岁的人较为多见，并随着年龄的增长而逐渐加重，故有“十人九痔”之说。

无花果猪大肠水煎

无花果30克，猪大肠1段，冰糖适量。将猪大肠洗净与无花果加水共煮，服用时加入冰糖。每日1次，连服3～5天可见效。无花果可清热解毒、清肠消肿，适用于痔疮、脱肛、便秘、出血等。

苦参鸡蛋

苦参6克，鸡蛋2个，红糖60克。先将苦参加水400毫升，煎煮约30分钟，去渣取汁，再将鸡蛋、红糖入汤内同煮，至蛋熟。鸡蛋趁热去壳，连蛋带汤1次服食。每日1次，4日为1个疗程。

苦参呈长圆柱形，下部常有分枝，表面灰棕色或棕黄色。苦参味苦、性寒，可清热解毒、燥湿止痒，适用于湿热之痢疾、赤白带下、皮肤瘙痒、恶疮、瘰疬等病症。本方可辅助治疗痔疮。

红小豆浸酒

红小豆500克，白酒1000毫升。将红小豆与白酒同煮至豆熟，捞出晒干，再把红小豆放入白酒中，直至酒挥发尽。研末，每次6克，用酒送服，每日3次。

红小豆有较多的膳食纤维，具有良好的润肠通便、降血压、降血脂、调节血糖、解毒抗癌、预防结石的作用。本方有解毒利湿、活血消肿之功效，适用于痔疮出血。

槐花地榆苍术甘草方

槐花60克，地榆、苍术各45克，甘草30克。所有药材炒黄，共研末，早晚饭前服6克。本方可凉血止血、收敛祛湿，适用于痔疮出血。

茄子末

茄子1个。茄子切片晒干，烧成炭，研末。每次10克，每日3次，连服10天。茄子末可清热活血、消肿止痛，适用于内痔。

韭菜熏洗法

韭菜500克。将韭菜洗净，切6厘米长段，加水煎煮10分钟，倒入盆内，用塑料布盖上，中间剪5厘米直径的圆孔，坐孔上，令气熏患处，待水温时，洗患处数次，每日2次。本方可散瘀解毒，适用于痔疮。

鱼腥草内服外洗法

鱼腥草90克。加水300毫升，煎煮滤出药液，分3次内服。再加水500毫升煎煮后，倒入盆内，用蒸气熏，再用纱布蘸药液洗患处，每日洗2次。本法适用于嵌顿性内痔、炎性外痔、肛门瘙痒等。

● 泡臀减痛法

取一盆温水（水温不烫手即可），水刚好能浸没臀部为宜，浸泡10～15分钟。这种方法可以清洁臀部，缓和痔疮带来的疼痛，如果有条件，每天可以泡臀2～3次。

● 冰敷减痛法

如果痔疮已经很严重了，冷敷也能够缓解疼痛所带来的不适。用一个塑料袋装上一些冰块，再用毛巾把冰袋裹住，敷在患处10～15分钟。

● 涂抹凡士林减痛法

凡士林可有效缓解痔疮的疼痛，这是因为凡士林可起到润滑的作用，减少摩擦，直接把凡士林涂在肛部即可。

● 提肛运动法

全身放松，将臀部及大腿用力夹紧，配合吸气，舌舔上腭，同时肛门向上提收，像忍大便的样子，提肛后稍闭一下气，保持10秒，然后配合呼气，全身放松。每日早晚2次，每次做9～18下，也可根据情况适当增加提肛的时间。长期坚持可有效缓解痔疮症状，也可预防痔疮发生。

痢疾

痢疾又名“滞下”“肠澼”“大瘕泄”。现代医学命名与《济生方》谓“痢疾”一致。本病多发生于夏秋季节，为肠道传染病，在临床上较为常见。痢疾虽有“赤痢”“白痢”“赤白痢”之分，但皆是湿热为患，或兼暑湿热毒。多因饮食不节、不洁，伤及脾胃，湿热熏蒸，气血瘀滞，化为脓血。虽有虚寒，然必素体虚弱、痢下过久、凉泄太过，由湿热转为虚寒。且痢疾初起者断无虚寒者。下痢频行不畅、里急后重、赤白黏液，又以赤多为赤痢，白多为白痢，赤白相兼为赤白痢。证属湿热为多。又下痢稀白黏液，且有腥臭气味，四肢逆冷，虽有里急后重而不明显，脉象细弱，此属虚寒。古人虽有赤痢属热、白痢属寒之论，然白而稠黏属湿热。根据临床表现，又有湿热痢、疫毒痢、噤口痢和休息痢之分，治当详察。

马齿苋粥

马齿苋60克，大米100克。将马齿苋洗净，与大米共煮粥，不放盐、醋，空腹食用。马齿苋味酸、性寒，适用于热毒血痢及湿热痢疾。《滇南本草》载马齿苋：“益气，清暑热，宽中下气，润肠，消积滞，杀虫，疗痔疮红肿疼痛。”民间有俗语：“莫要小看马齿苋，治疗痢疾最灵验。”

苦参汤

苦参（酒炒）10克。苦参水煎分2次服用，每日1剂。苦参具有清热燥湿之功效，适用于湿热泻痢、腹痛、里急后重。

香连散

黄连30克，木香6克。上述两味药共研细末。每次服6克，每日3次，米汤送服。黄连可解毒止痢，适用于胃肠虚弱、腹胀腹鸣、下痢脓血。

葛根黄芩黄连汤

葛根15克，黄芩、黄连各10克，甘草3克。所有药材用水煎2次，早晚分别服用，每日1剂。葛根具有解表退热，燥湿止痢的功效，适用于表证未解、邪热入里，身热，下痢臭秽，肛门有灼热感，湿热泻痢，热重于湿者。

二白苦艾汤

白芍60克，艾叶30克，白头翁、苦参各100克。以上药材用蒸锅温水浸泡一夜。首次用大火煎熬半小时，过滤取液；第二次再将药渣加冷水适量，以能浸泡药材为度，小火煎熬40～60分钟后过滤，其滤液与第一次滤液混合，继续用小火煎熬浓缩至250毫升，再加1%苯甲酸钠0.2毫升摇匀，放置一夜，再过滤分装密封备用。成人每次服50毫升。儿童为2毫升／次，也可在适当的温度下进行灌肠。每日2次，病重者每日3次，连用3天。本方可清热利湿、养阴活血，适用于急性细菌性痢疾。

苦参丸

苦参120克，木香60克，甘草15克。以上药材共研细末，加水调制为丸，备用。每次服6.5克，日服3次，用温开水送下，可清热利湿、理气止痛。适用于细菌性痢疾。

石榴皮汤

石榴皮1000克。将药材用清水洗净，加水5000毫升，放锅中小火煮沸半小时后，用纱布过滤，然后另加温水照上法重煎1次。将两次滤液混合，浓缩至2000毫升（相当于50%石榴皮煎剂）。每次服20毫升，每6小时服药1次。本方可清利杀菌、收敛止痢。适用于细菌性痢疾、阿米巴痢疾。

止痢片

刘寄奴1000克。将药材水煎2次，将两次药液浓缩后加淀粉压成片剂，每片含药1克。成人每次服6片，日服4次。儿童酌减。本方可消炎杀菌、活血止痢。适用于急性细菌性痢疾。

大蒜疗法

大蒜10瓣。大蒜瓣煮熟，捣烂，红糖适量拌匀，每日2次，连服3日。或用生大蒜数瓣，捣烂如泥，与1小杯醋拌匀服食；也可与面条拌食。大蒜可杀菌解毒（大蒜挥发油对痢疾杆菌有明显的抑杀作用），适用于痢疾、肠炎。

复方鸦胆子丸

鸦胆子45克（去壳），贯众、金银花炭各15克，黄蜡60克。将鸦胆子、贯众、金银花炭研为细粉，再将黄蜡熔化，趁热和药粉放于臼中，搅匀，将其搓为如黄豆大小的丸。空腹服用，成人每日服10～15丸，儿童酌减。本方可杀虫止痢止血。适用于慢性阿米巴痢疾（休息痢、冷痢）。

● 黄荆子汤

黄荆子10克。水煎服。每日1剂，分2次服用，可清热杀菌、利湿止痢。适用于细菌性痢疾。

● 姜茶饮

陈茶叶15克，生姜9克。以上药材加水1杯半，煎至半杯。每日1剂，分2次服用，早、晚空腹各服1次，可清热散寒、调和阴阳。

● 山楂汤

山楂肉90克，红糖、白糖各30克。水煎服。每日1剂，分4次服用。幼儿酌减。本方可消食化滞、平调寒热，适用于赤白痢。上方各药用量减半，并加白葡萄干、车前子各15克。每日1剂，分4次服用。小儿酌减，可治疗细菌性痢疾。

● 白头翁汤

白头翁50克，金银花、木槿花、白糖各30克。将前3味加水煎2次，取浓汁250毫升，入白糖后温服。每日1剂，分3次服用。本方可清热解毒、凉血止痢，适用于疫毒痢。

● 椿白皮汤

椿白皮90克，红糖30克。水煎服。每日1剂，分2次服用，服前冲入红糖。本方可清热利湿、健脾止痢。适用于休息痢，主治便黏杂色，经久不愈，或时发时止，体倦气短，消化不良，肢体消瘦，面色苍白。

椿白皮和红糖也可加水同煎服。腹痛甚者加木香、白芍各9克；发热者加生地黄炭、地榆炭各9克。

治菌痢方

丁香树叶（在6～9月采集）60克，石榴皮、五倍子各10克。以上药材共研细末、压片、挂糖衣，每片含生药0.25克。速灭痢（复方丁香叶片）6片，复方新诺明2片，莨菪片20毫克，B族维生素20毫克，每分2次服用，3天为1个疗程。本方可理气散寒、收敛止泻，适用于急性细菌性痢疾。

痢疾散

车前子适量。将药材微炒研末，备用。每次取15克，放入杯中，用开水冲泡，调入红糖30克，空腹1次服下。本方可清热利湿止痢，适用于赤白痢。

奇效丹

樗根皮500克，滑石粉120克。将樗根皮研细末，加水调制为丸，滑石粉为衣，阴干备用。成人每次服9克，幼儿酌减。每日早晨空腹服1次，用小米汤送下。一般服3～4次即愈。本方可清热利湿、凉血止血，适用于赤白痢、肠风下血。

或去滑石，改用散剂，每次服15～30克，水煎沸，去渣，调入红糖，每日早、晚空腹各服1次。

赤痢散

侧柏叶（炒黄）、山楂（炒焦）各一份，另用椿白皮

6克。将前2味共研细末，储存于瓶中备用。每次服9克，用椿白皮煎汤冲服。每日早、晚空腹各服1次。本方可消食化滞、凉血止血，适用于赤痢、便血。

本方对于赤痢内热不盛及肠风便血的患者颇宜。但是，里热炽盛、口渴喜饮、痢下红多白少、肛门灼热、小便赤涩者，则不宜用之。

● 揉腹按穴法

仰卧，双手重叠，以全掌分别对下腹部和上腹部做逆时针方向的揉摩法，3～5分钟。操作时以有热感透入腹内为好。取仰卧位，分别指揉中脘、天枢穴各1分钟。天枢穴位于人体中腹部，肚脐向左右3指宽处。取坐位，对双侧足三里穴做指揉法，约1分钟。按摩足三里有调节机体免疫力、增强抗病能力、调理脾胃、补中益气、通经活络、扶正祛邪的作用。足三里穴位于外膝眼下4横指、胫骨边缘，是常用保健穴位之一。

便秘

便秘是多种疾病的一种症状，而不是一种病。对不同的人来说，便秘有不同的症状。常见症状是排便次数明显减少，每2～3天或更长时间一次，无规律，粪质干硬，常伴有排便困难感的病理现象。便秘通常有三种形式：痉挛性便秘、梗阻性便秘、无力性便秘。

猪心柏子汤

猪心1个，柏子仁15克。将柏子仁塞入猪心内，清水炖熟。3天1次，吃猪心喝汤。柏子仁可养心安神、补血润肠。本方适用于阴虚血少、年老体弱和产后血虚引起的肠燥便秘。

香蕉蘸黑芝麻

香蕉500克，黑芝麻25克。用香蕉蘸炒熟的黑芝麻嚼吃。每天分3次吃完。香蕉能清肠热、润肠通便，可治疗热病烦渴、老年便秘。患有高血压的人，可经常吃。

蜂蜜水

蜂蜜适量。每次2汤匙蜂蜜，温开水冲服，每日早晨空腹食用。蜂蜜可使胃酸分泌正常，有增强肠蠕动的作用，可缩短排便的间隔时间。蜂蜜对结肠炎、习惯性便秘有良好疗效，且无任何副作用。食用蜂蜜同时注意多吃绿叶蔬菜。

紫苏子麻仁粥

紫苏子10克，火麻仁15克，大米50～100克。先将紫苏子、火麻仁捣烂，加水煎煮，滤取汁，与大米同煮成粥，可随时服用。紫苏子可润肠通便。本方适用于老年人、产妇体虚肠燥、大便干结难解者。

葱白奶蜜

牛奶250毫升，蜂蜜、葱白各100克。先将葱白捣烂取汁。牛奶煮熟，开锅下葱汁即可，服用时调入蜂蜜，每天早晨空腹服用。葱白能宣通上下阳气、发汗解表。本方可补虚通便，适用于阳虚便秘及老年人习惯性便秘。

二仁汤

郁李仁、火麻仁、槟榔各15克。将郁李仁水泡去皮，火麻仁、槟榔捣碎，一同放入保温杯内，冲入沸水，加盖闷30分钟即可。每日1剂，代茶饮用，可清热润肠、化瘀行气。适用于便秘，症见排便困难、大便干燥、腹满胁胀等。

决明汤

炒决明子10～15克，蜂蜜20～30克。先将决明子捣碎，加水适量，煎10分钟左右，冲入蜂蜜后，搅拌均匀即可。每晚1剂，或早、晚分别服用，亦可当茶饮用，可清热平肝、润肠通便。适用于习惯性便秘。

番泻叶汤

番泻叶30克。将药材开水泡取浓汁（过滤）500毫升，待28℃左右时，用250毫升灌肠5分钟，如有便意，应鼓励排便。少数未见效者，可再灌1～2次即可见效。本方可清热通便。适用于热秘型急性便秘。

白术汤

白术90克，生地黄60克，升麻3克。水煎服。每日1剂，分2次服用。可健脾、凉血、升清、通便。适用于便秘。

枳术汤

白术20～30克，枳实10～15克。水煎服。每日1剂，水煎3次，取汁混合，分早、中、晚3次口服。5剂为1个疗程。可健脾、理气、通便。适用于虚秘型便秘。

通便散

莱菔子30克。将药材在小火上炒黄（勿炒焦），研末。成人每次服30克。小儿酌减。可顺气通便。适用于气虚型便秘。

参芪山药汤

炙黄芪、山药、白芍各30克，炒党参15克，甘草12克。水煎服。每日1剂，分2次服用。本方适用于气虚型便秘，症见大便秘而不结、神疲气怯、舌淡苔白等。

黄芪三仁汤

松子仁、柏子仁、火麻仁各9克，黄芪15克。水煎服。每日1剂，分2次服用，可益气安神、润肠通便。适用于气虚型便秘。

大黄忍甘汤

大黄、忍冬藤各8克，甘草6克。以上药材加冷水150毫升，煎至100毫升。1次服用50毫升。若未见排便，再服剩余的50毫升。本方可清热通便，适用于儿童便秘。效果甚佳。一般服药1～2次即可排出软便。

● 锁椹汤

锁阳15克，桑椹、蜂蜜各30克。水煎服，每日1～2剂，分2次服用。或将前2味药捣碎，放入杯内，用沸水冲泡，待温，调入蜂蜜即可。代茶饮用，可补肾益精、润燥滑肠。适用于便秘，症见大便干涩、小便清长、腹中冷痛等。

● 二叶瓜皮水泡脚法

取鲜萝卜叶100克，鲜冬瓜皮80克，竹叶50克。将以上药材洗净，一同放入锅中，加清水2000毫升，煎至1500毫升时取药液倒入盆中，先熏蒸，待温度适宜时浸泡双脚。每日2次，每次30分钟，5天为1个疗程。此法清热通便，适用于大便干结、小便短赤、面红心烦，或有身热、口干、口臭、腹胀或腹痛等症。

● 艾叶生姜水泡脚法

取艾叶、生姜各100克，盐50克。将以上药材洗净，一同放入锅中，加清水1500毫升，煎至1000毫升时取药液倒入盆中，然后将50克盐加入药液中，待温度适宜时浸泡双脚。每日2次，每次20分钟，7天为1个疗程。

疝气

疝气即人体组织或器官一部分离开了原来的位置，通过人体间隙、缺损或薄弱部位进入另一位置，俗称“小肠气”，分为脐疝、腹股沟直疝、斜疝、切口疝、手术复发疝、白线疝、股疝等。疝气多是因为咳嗽、打喷嚏、用力过度、腹部过肥、用力排便、妇女妊娠、小儿过度啼哭、老年腹壁强度退行性病变等原因引起。

小茴香胡椒丸

小茴香、胡椒各一份。所有药材共研细末，久煮成糊状并制为丸，如梧桐子大，每次服50丸，饭前温酒送服，每日2次。小茴香具有活血、利气、止痛的功效。本方适用于胸胁脘腹疼痛、小肠疝气腹痛。

荔枝核陈皮硫黄丸

荔枝核49个，陈皮30克，硫黄12克。所有药材研细末，用盐水调面糊，倒入药末制为丸，如绿豆大，饭前服9丸。适用于疝气肿痛。

荔枝核散

荔枝核45克，小茴香、青皮各30克。所有药材研末，每次3克，每日3次。荔枝核可疏肝理气、行气散结、散寒止痛。适用于寒凝气滞引起的疝气痛、偏坠、疼痛、睾丸肿痛等。

丝瓜山楂核

丝瓜络18克，山楂核30克，红枣6克（去核焙干）。所有药材共研细末，每次服6克，每日2次，黄酒送服。丝瓜络味甘、性凉，归肺、肝、胃经，具有通经活络、清热解毒、利尿消肿、止血等功效。本方适用于胸胁胀痛，小儿疝气、风湿痹痛、痔漏。

● 川楝子小茴香煎剂

川楝子12克，木香9克，吴茱萸3克，小茴香6克。所有药材用水煎2次，去渣取药液合并饮用。川楝子味苦、性寒，善行降泄，具有疏肝泄热、行气止痛、杀虫的功效。川楝子可止痛疗疝，肝胃气滞化热而致胁肋脘胀痛者，多与延胡索共用，以增强疏肝行气止痛之功效。本方适用于寒疝及小肠疝气。

● 紫茄子柄煎汁

紫茄子柄7个。将准备好的紫茄子柄放入锅内，加水炖熟，加入适量白糖，然后吃紫茄子柄的皮肉，喝汁。每日1次，连服7～10天。

● 耳钩草方

新鲜耳钩草根部100克，洗净后切片，用4碗水煎至2碗后服用，每日1剂，轻者2～3剂，重者3～5剂。

● 丁香肉桂末外敷法

丁香4克，肉桂5克，五倍子8克，朴硝40克。将上述4味药材共研细末，用时取5克，加适量醋调匀做成饼状，贴于脐部，用胶布固定，隔3天换药1次。适用于婴儿脐疝。

● 转腰法

两手叉腰，将腰腹部开始从左边向前、向右、向后扭动，即按顺时针方向平转，再按相反方向转动。反复进行5～10分钟。适用于治疗疝气。

● 收腹鼓腹法

平时要形成吸气时收腹的习惯，因为气经脐孔时可进入胸腹，呼气时鼓腹，气由胸腹经脐孔而出，只要坚持一段时间，就会感觉腹部发热，肠鸣音增强，从而呼吸平顺，食欲增强，大便转为正常。

● 两脚下蹬法

仰卧，上肢不动，两腿伸直，两脚交替做下蹬动作，每秒蹬1次，每只脚蹬100～200次，体能好者可增加下蹬的次数。

● 练抬腿防疝气

1.仰卧在床上，双臂平放在躯体两侧，两腿并拢上抬30°～90°，再放平，最好稍悬空，一般反复做30次。

2.平坐在床上，两腿向前伸展，上身挺直，两臂平放于体侧，掌心向下。用一条长毛巾套在双脚底，吸气，将腿弯曲，抬离床面，再伸展开，身体后倾，胳膊伸直，拉住毛巾两端，使躯体与双腿形成一个“V”字。呼气，腹部收紧，平衡身体，挺直腰背，尽量保持这个姿势，其间自然呼吸，然后将双腿慢慢放回床面，躯干挺直。反复做3～6次。

泄泻

泄泻即腹泻，是指排便次数增多，粪便稀薄，或泻出物如水样。本病以夏、秋两季最为多见。临床可分为急性泄泻和慢性泄泻两类。其致病原因主要有感受外邪、饮食不节、情志所伤及脏腑虚弱等。

山楂陈皮煎剂

炒山楂、炒麦芽、陈皮各15克。所有药材用水煎2次，混合后分上、下午服用，每日1剂。山楂、陈皮可消食导滞。本方适用于伤食腹泻，症见腹痛肠鸣、腹痛即泻、粪便臭如败卵、泻后痛减。

莲子糯米粥

莲子（去心）20克，怀山药25克，鸡内金15克，糯米50克，白糖适量。所有材料加水同煮30分钟做粥，熟后加白糖调味食用。本方可补充人体的养分，增强机体的抗病能力。

猪肾汤

猪腰（猪肾）2个，骨碎补20克。将猪腰剔除筋膜，切片，与骨碎补加水共煮至熟，将骨碎补捞出，加入调味品调味。饮汤食猪腰。隔日服用1次，约10次见效。猪腰可补肾强身止泻。本方适用于老年人肾虚不固、功能紊乱而引起的身体虚弱、腰酸背痛、时常腹泻且经久不愈。

山药内金山楂粥

山药片30克，鸡内金10克，山楂15克，玉米150克，红枣5颗，白糖50克。先将山药片、鸡内金分别研为细末，混合均匀，山楂洗净切薄片；将山楂片、山药粉、鸡内金粉与玉米、红枣一同放入锅中，加入适量的水，煮至黏稠时调入白糖即食。鸡内金可消积滞、健脾胃，适用于食积胀满、呕吐反胃、泄泻。此粥对于脾虚所致的腹泻有很好的辅助治疗效果。

白胡椒对白酒

白胡椒4～5粒，金橘若干个。将白胡椒和金橘放在碗中，倒入适量高度数白酒，将酒点燃，等白酒烧完后趁热吃下白胡椒和金橘，再将所剩下的液体喝完，止泻效果很好。

饮醋茶

沏一杯绿茶或花茶，将茶水倒入另外一个杯子中，放入一大勺食醋，将醋茶喝下。一杯茶可以连续冲泡两次，连喝3杯醋茶，腹泻可止住。

山药扁豆茶

山药、芡实各200克，扁豆100克。将上述药材捣碎拌匀，每日冲泡30克代茶饮。适用于慢性腹泻。

缓解慢性腹泻按摩

用单手手掌推摩下腹部，顺时针、逆时针方向各10圈，至感觉温热为宜。被按摩者取俯卧位，按摩者用食指按压其大椎穴，注意按压时用力要稍重，每次5分钟，至被按摩者感觉酸胀为宜。本法可缓解慢性腹泻。

按揉中脘法

用拇指指腹来回按压中脘穴，指腹用力，但不能用指甲掐。此法可以缓解胃痛，温胃、解痉，促进消化腺分泌，对胃、肠、肝、胆等都有很好的保健作用。中脘穴在剑突与肚脐中间位置，剑突位于胸骨下端两侧肋骨的交会处，从此处到肚脐眼的中间部位即是。

按摩足三里穴

足三里穴位于外膝眼下4横指胫骨边缘。足三里部位肌肉比较多，按摩力度可稍大，要渗透到穴位里。每次按摩1～2分钟。经常按摩可缓解腹泻等消化系统疾病。

敷贴法

取艾叶、柿蒂、石榴树叶各15克，干姜10克，将所有药材研粉、炒热，用布包后敷于脐部。适用于腹泻。

中药泡脚法

取白扁豆100克、葛根50克、车前草150克加水适量，共煎煮20分钟，然后将药液倒入盆内，待药液转温时用来浸泡双脚。此法可缓解腹泻。

阑尾炎

阑尾炎是指阑尾由于多种因素而形成的炎性改变。它是一种常见的急腹症，其治疗效果取决于是否及时地诊断和治疗。临床上常有右下腹部疼痛、体温升高、呕吐和中性粒细胞增多等表现，是最常见的腹部外科疾病。急性阑尾炎的典型临床表现是逐渐发生上腹部或脐周围隐痛，数小时后腹痛转移至右下腹部。常伴有食欲不振、恶心或呕吐，发病初期除低热、乏力外，多无明显的全身症状。早期诊治，患者多可短期内康复，病死率极低（0.1%~0.2%）；如果延误诊断和治疗可引起严重的并发症，甚至造成死亡。

石榴皮煎剂

石榴皮适量。将石榴皮制成煎液，烘干研粉装胶囊口服。每日3次，每次1~2粒。石榴皮可止血、驱虫、适用于久泻、久痢、便血、脱肛、带下，适用于慢性阑尾炎、肠炎、胆道感染、急慢性气管炎、外伤感染。

败酱薏苡仁附子散

薏苡仁60克，炮附子6克，败酱草30克。所有药材共研为细末，混合均匀，每次9克，每日2次，用米汤送服。薏苡仁可排脓消痈，振奋阳气。本方适用于化脓性阑尾炎，身无热，皮肤干燥粗糙。

土豆胡萝卜汤

土豆（黄皮）400克，胡萝卜250克，香菜3克，盐5克，味精2克。土豆、胡萝卜洗净，切块；香菜择洗干净，切段；汤锅置大火上，加适量的水，加入香菜、土豆块、胡萝卜块煮半小时后，将土豆、胡萝卜捞出碾成泥；把菜泥倒入锅中混匀，然后放盐、味精调好口味即可。土豆又名马铃薯，属茄科植物，既可为主食，又可当蔬菜，营养丰富，味甘、性平，有和胃调中、健脾益气之功效。适用于阑尾炎术后康复。

鬼针草牛奶汤

鬼针草30克，牛奶250毫升，白糖适量。水煎鬼针草2次，混合后与牛奶同煮，加入白糖，早晚分别服用，每日1剂。本方清热解毒、散瘀消肿、缓急止痛，适用于急性阑尾炎。

金银花煎剂

金银花12克，蒲公英、紫花地丁各15克，白花蛇舌草、大黄各10克，川楝子、牡丹皮各9克，赤芍10克，虎杖15克。所有药材用水煎服，每日1剂。

本方清热解毒、化瘀消痛，适用于热蕴所致阑尾炎，其主要症状有腹痛拒按，右下腹压痛较明显，有反跳痛，腹皮挛急，伴身热口渴食少脘痞，恶心呕吐，大便秘结或便溏不爽，小便短赤，苔黄少津或厚腻，脉弦数或脉滑数等。

虎杖石膏外敷法

取虎杖40克，石膏50克，冰片2.5克共研为细末，用醋调成糊状，敷于右下腹部，外加油纸覆盖。每日换药3次。适用于急性阑尾炎。

大蒜芒硝外敷法

取大蒜12头，去皮，与100克芒硝共捣成糊状。先在右下腹皮肤上涂凡士林，然后敷上糊剂，3小时后除去，每日1次，3～5日痊愈。适用于阑尾炎。

鲜姜芋头泥外敷法

取鲜姜、鲜芋头、面粉各适量。将鲜姜和芋头去粗皮，洗净，捣烂为泥，加适量面粉调匀。用时外敷患处，每日换药1次，每次敷3小时。本法散瘀定痛，适用于急性阑尾炎及痈症。

第四章

筋骨疾病老偏方

活血化瘀更快复原

颈椎病

颈椎病又称颈椎综合征，是颈椎骨关节炎、增生性颈椎炎、颈神经根综合征、颈椎间盘脱出症的总称，是一种以退行性病理改变为基础的疾病。主要是由于颈椎长期劳损、骨质增生，或椎间盘脱出、韧带增厚，致使颈椎脊髓、神经根或椎动脉受压，出现一系列功能障碍的临床综合征。

山丹桃仁粥

山楂30克，丹参15克，桃仁（去皮）6克，大米50克。所有原料洗净，丹参先煎，去渣取汁，再放入山楂、桃仁及大米，加水适量，大火煮沸，小火熬成粥。山楂用水煮一下可以去掉一些酸味，如果还觉得酸，可以加适量白糖。

山楂具有活血化瘀、通络止痛的功效，有助于解除局部瘀血状态，对跌打损伤有辅助疗效。

壮骨汤

猪骨（最好是猪尾骨）200～300克，杜仲、枸杞子各12克，龙眼肉15克，牛膝10克，怀山药30克。所有原料洗净，猪骨斩碎，共入锅内，加水适量，大火煮沸，小火煎40～60分钟，加适量植物油、盐、葱、姜等配料，取汤服用。本方可补中益气、强筋骨，适用于肝肾不足型颈椎病。

木瓜陈皮粥

木瓜、陈皮、丝瓜络、川贝母各10克，大米50克，冰糖适量。所有原料洗净，木瓜、陈皮、丝瓜络先煎，去渣取汁，加川贝母、大米煮成粥，最后加冰糖。

木瓜可平肝舒筋、和胃化湿。本方适用于风寒湿痹、腰膝关节疼痛、吐泻转筋，对痰湿阻络型颈椎病也有疗效。

伸颈运动法

双脚分开与肩同宽，两手臂放在身体两侧，指尖垂直向下（坐姿时两手掌放在两大腿上，掌心向下），眼睛平视前方，全身放松。缓慢抬头向上看，要尽可能把颈伸长到最大限度，并将胸腹一起向上伸（不要做成抬头运动）。将伸长的颈慢慢向前、向下运动，再缓慢向后、向上缩颈。长期坚持可有效预防颈椎病。

旋转头部法

取坐姿，上身挺直，双手自然放于膝盖上，先将颈部向左旋转90°，然后恢复到起始姿势，接着向右旋转90°，反复进行，可以预防颈椎功能障碍。

推头部法

双手交叉，双手掌放在脑后部，用力往前推头部，而头部则用力向后顶，持续4～5秒，放松1～2秒。如此反复进行30次，每天做2～3遍。

保暖法

每晚睡觉时，用1条约70厘米长、7厘米宽的多层软布在脖颈处围两三圈，早晨起来颈椎就会感觉舒服，活动自如；除夏天不裹以外，春秋冬均如此保暖，病情逐渐好转，直至消失。治长年颈椎病。

颈椎膏

葛根、黄芪、川芎各30克，丹参、威灵仙、白芷各15克，乌梢蛇10克。以上药材共研为极细末，混匀、备用。每次取20克与适量土豆（连皮）共捣烂如泥状，外敷于颈部（压痛点），用纱布包扎。每日换药1次，7天为1个疗程。本方可益气活血、祛风通络，适用于颈椎病。

热敷散

伸筋草、透骨草、荆芥、防风、防己、附子、千年健、威灵仙、桂枝、路路通、秦艽、独活、羌活、麻黄、红花各30克。以上药材共研为粗末，装入长15厘米、宽10厘米的布袋中，每袋150克。将药袋加水煎煮20～30分钟，稍凉后将药袋置于患处热敷，每次敷30分钟，每日1次，2个月为1个疗程。敷后用毛巾蘸药液外洗患处。本方可祛风除湿、温经散寒、活血通络，适用于颈椎病。

肩周炎

肩关节周围出现炎症简称肩周炎，是肩关节周围肌肉、韧带、肌腱、滑囊、关节囊等软组织损伤、退变而引起的关节囊和关节周围软组织的一种慢性无菌性炎症。发病年龄大多在50岁以上，所以又称为“五十肩”，女性发病率略高于男性，且多见于体力劳动者。病程一般在1年以内，较长者可达1～2年。

6种运动治疗肩周炎

单臂上举：取坐姿，上身挺直，先将左手臂单臂上举，掌心向上，然后手臂做旋转运动，先顺时针旋转1分钟，再逆时针旋转1分钟，恢复原位。换右手臂进行。反复操作。

肘部拉肩：取坐姿，上身挺直，双手于身后相握，将双肘向左拉伸至极限，以拉动右肩肩关节，进行10次，再向右拉伸。反复操作。

双臂绕肩：取坐姿，上身挺直，双肘抬高与眉相平并呈拱形，双手抱住对侧的肘关节围绕肩膀做环绕运动，以拉动肩关节，促进肩关节活动，缓解肩周疼痛。

划船运动：取坐姿，上身挺直，双肘抬高与嘴部相平，双臂外展，屈肘做划船运动，反复操作20次。经常做可以预防和缓解肩周疾病。

水中捞月：取坐姿，上身挺直，右手自然放于膝盖上，左臂向左下方伸出，与地面成45°，旋转手臂，好似从水中向外捞月，持续1分钟。换右臂进行。反复操作。

梳头运动：取坐姿，上身挺直，先做左手梳右边头发的动作，然后换右手梳左边头发动作，双手交替进行，反复操作20次。

莲党枸杞子粥

莲子60克，党参40克，大米50克，枸杞子15克，冰糖适量。莲子用温水浸泡，剥去心，大米、党参、枸杞子洗净，全部原料放入锅中，加水适量，用大火烧沸，改小火煮熟，加入冰糖溶化即可服食。莲子味甘、性平，具有补脾止泻、益肾固精、养心安神等功效。党参可补气、止痛、通经活络。此粥能够缓解肩周炎症状，减少疼痛，安神。

茄虾饼

茄子250克，虾皮50克，鸡蛋2个，面粉、植物油、黄酒、生姜、麻油、盐、白糖、味精各适量。将茄子切丝，用盐腌渍15分钟后，挤去水分，加入黄酒浸泡过的虾皮，并加姜丝、盐、白糖、麻油和味精，拌成馅料。面粉加鸡蛋液、水调成面浆。锅中倒入植物油烧热，加入一勺面浆，转锅摊成饼，中间放馅，再盖上半勺面浆，双面煎至黄色。经常食用，能够补钙，抗骨质疏松，预防肩周炎。

黄芪桂枝煎剂

黄芪15克，桂枝10克，白芍12克，生姜3片，红枣4个，细辛3克，制川乌、制首乌各5克，止痉散1.5克。用时，除止痉散随煎汤送服外，其余诸药加适量水煎，分2次服用。黄芪能够增强机体免疫功能，桂枝具有解热、镇静、镇痛的功效，白芍可扩张血管以达到解热、抑制神经系统而镇痛的作用。本方有镇痛、改善肩部血液循环，增强免疫力的作用，适用于肩周炎。

● 冲淋保健法

洗浴时，取站姿或坐姿均可，闭上双眼，双手自然垂于身体两侧，让淋浴的水流冲淋于肩部位，双侧肩部交替冲淋，持续5分钟。冲淋的时候建议使用稍热的水，可以有效促进肩部的血液循环，以便起到更好的效果。

● 柚子香浴保健法

洗浴时，将一个柚子洗净切成小片放于浴缸中，柚子的香气可以使人彻底放松身心，促进血液循环，改善和缓解肩周部位的不适症状。

● 敷蟹泥

活螃蟹1个（小的需2个），先将螃蟹在清水中泡半天，待其腹中泥排完，取出捣成肉泥后摊在粗布上（直径不超过8厘米），贴敷在肩胛最疼的部位。晚上贴，第二天早上取掉，2～3次即可。适用于肩周炎。

● 辣椒炙

肩周炎也称粘连性关节囊炎，俗称凝肩、冻结肩或露肩风。将1只小辣椒放在蜡烛上点燃，趁火未灭，在患处轻压。时间不宜过长，以感到灼痛为度。为防止灼伤皮肤，可将一张包装纸垫在患处。

骨质增生

骨质增生又称为增生性骨关节炎、骨性关节炎、退变性关节病、老年性关节炎、肥大性关节炎，是由于构成关节的软骨、椎间盘、韧带等软组织变性、退化，关节边缘形成骨刺、滑膜肥厚等变化，而出现骨破坏，引起继发性的骨质增生，导致关节变形，当受到异常负荷时，引起关节疼痛，活动受限等症状的一种疾病。分为原发性和继发性两种。

● 肉桂白芷百合饮

肉桂15克，白芷20克，百合50克，白糖3匙。将肉桂、白芷、百合分别洗净，先将肉桂、白芷置锅中，加清水500毫升，大火煮沸5分钟，改小火煮30分钟，去渣取汁。将汁加入百合，再加清水500毫升，加白糖，大火煮沸5分钟，小火煮30分钟，分次服用。本方可壮阳强身、补益肺阴，适用于腰椎骨质增生者，症见周身无力，稍用力即腰痛者。

● 龙眼丁香饮

龙眼肉50克，丁香10克，白糖2匙。将龙眼肉、丁香洗净，置锅中，加清水500毫升，大火煮沸5分钟，改小火煮30分钟，去丁香，分次服用。龙眼肉又名桂圆肉，甘平质润，有很好的滋补作用，能壮阳益气；丁香有行气止痛之功效。本方可壮阳益气、行气止痛，适用于腰椎骨质增生属阳虚型，腰部疼痛伴畏寒怕冷者。

● 白矾食醋贴敷法

白矾250克，食醋1000毫升，用砂锅小火煮化后外敷患处，温度要适中，每日2次，每次30分钟。敷后洗净，局部外敷时避免烫伤患处，15日为1个疗程。使用过程中，有的人可能会发生皮肤过敏现象，停药后可自动消失。

● 川芎末陈醋敷贴法

川芎末6克，加入山西老陈醋调成糊状，再用适量药用凡士林调匀，涂抹在增生部位，再盖上一层塑料纸，外用胶布固定，每2日换药1次，10次为1个疗程。

腰肌劳损

腰肌劳损是指腰部一侧或两侧发生疼痛之症，既是多种疾病的一个症状，又可作为独立的疾病。主要症状为腰或腰骶部疼痛，反复发作，疼痛可随气候变化或劳累程度而变化，时轻时重，持久不愈。腰部可有广泛压痛，脊椎活动多无异常。

韭菜桃仁汤

炒韭菜6克，胡桃仁5个。将炒韭菜、胡桃仁一起放入锅中，加清水200毫升，大火煮沸3分钟，小火煮10分钟，加入适量黄酒，分次食用。韭菜为温补养生食品，有温肾壮阳之功。胡桃仁为果中第一补品，也有温肾壮阳之效。本方可壮阳益肾、温暖腰膝，适用于肾阳虚型腰痛，怕冷，遇寒尤剧者。

羊肉米粥

羊腿肉250克，大米200克。将羊腿肉洗净，切成小块，沸水浸泡，去浮沫，置锅中；加大米及清水500毫升，大火煮沸3分钟，小火煮30分钟，成粥，趁热食用。本适用于肾阳虚型腰痛。

鸡蛋蒸胡椒

新鲜鸡蛋3～5个，白胡椒（按每周岁1粒计算，最多不超过50粒），五花猪肉50～150克，食盐适量。以上食材经小火清蒸后食用。每晚吃1次，连续吃3～5天。本方可散气祛痛，恢复运动功能。适用于腰肌劳损。

● 燕窝粥

鲜品燕窝30克，大米50克。将大米、燕窝置锅中，加清水500毫升，大火煮沸2分钟，改小火煮20分钟，成粥，趁热食用。燕窝为滋养强身养生佳品，补而不腻，润而不燥。适用于肾阴虚型腰肌劳损，症见腰部疼痛、形体消瘦、五心烦热者。

● 白紫苏炖猪尾骨

白紫苏、猪尾骨（尾冬骨）各250克。先以7碗水将白紫苏用中火熬成1碗半后，再用这些药液炖猪尾骨，约炖1小时后，将药液倒出，分为2份，早晚空腹各用1份。轻者服2～3剂即可，重者连服6剂。

药液炖猪尾骨必须隔水去炖，也可用电热锅炖，这样比较方便，水干了再加，务必将骨炖烂。白紫苏与红紫苏外形几乎是一样的，只不过没有红紫苏的红色，气味也没有红紫苏浓，因此又称假紫苏，通常使用干品，如果是新鲜的，则用500克。

● 臭杏汁

每次大约以新鲜的臭杏嫩叶挤出2勺的药汁，然后冲适量米酒喝下，约过6小时再服1次，服用2～3天。

臭杏略带毒性，每次最多服用2汤勺，小孩应减量服用。腰部扭伤时，最重要的是尽快让血脉畅通，把瘀血化解开，伤病才能迅速得到缓解。

臭杏，又名土荆芥、蛇药草，用来治疗闪腰扭伤。

杜仲鸡血藤汤

取桑寄生、鸡血藤、鸡屎藤干品各30克、杜仲9克，再加1条猪尾骨（尾冬骨），以5碗水、1碗米酒用小火熬至3碗，倒出分成3份，每餐饭前半小时服用。每日服1剂，1周后见效。无此病者，服后亦可增加筋骨的力量。

平时为避免闪着腰，凡是在取物、扛物、背负重物时，切记让腹肌发挥应有的力量；腰部本身就有问题者，最好能在腰部系上“S腰带”或较宽的皮带，这样可强化腰部的力量。平时在提重物时应避免弯着腰、躬着身去提，最好是蹲下去提，这样可以避免扭伤。

藿香炖鸭蛋

摘一些藿香的嫩叶，一次使用大约1碗，洗净后切碎，用麻油炒一下，再放在大碗内，加入1个洗净的青壳鸭蛋，以半水半酒混合液将药淹没，放在电热锅中炖约半小时后，即可倒出，吃蛋喝汤。药汤可分成2次服用，每日服1剂，轻者2剂可愈，重者3～5剂也能康复。

腰扭伤后应尽量平躺，避免让身体的重量压迫腰椎；在治疗期间要避免提重物。

王不留行末

王不留行125克。炒后研细末，每日2次，每次4.5克，以黄酒冲服。适用于腰扭伤引起的腰痛。

生鳖甲末

生鳖甲30克，杜仲9克，煅自然铜、土鳖虫各6克。共研细末，每日2次，每次15克，黄酒冲服。治闪挫腰痛（急性腰扭伤）。

指压法

寻找压痛点，然后用力加以按压，直至局部有酸胀感为止。按完压痛点后，可令患者俯卧，沿脊柱两侧自上而下推揉，手法由轻到重，遇到相关穴位就加重手法，并且要稍加停留。反复10余次。每日或隔日1次。适用于腰肌劳损。

俯卧保健法

采取俯卧位，将双腿反放在背后，然后用力将头、胸部和双腿用力挺起离开床面，使身体呈反弓形，坚持至稍感疲劳为止。依此法反复锻炼10分钟，每天早晚各1次。如果长期坚持此项锻炼，可有效预防和治疗腰肌劳损、颈肩综合征。

倒行

在平地上退着走，膝盖不要弯曲，双手叉腰，腰要挺直，两眼直视前方；同时甩开两臂，均匀呼吸，每次半小时，每天早晨进行1次，1～2个月见效。适用于腰肌劳损。

腰椎间盘突出

腰椎间盘突出是西医的诊断病名。中医学典籍中无腰椎间盘突出症之名，根据该病的临床表现，可归于“腰痛”“腰腿痛”“痹症”等范畴。腰椎间盘突出症是一个多发病、常见病，它主要因腰椎间盘劳损变性、纤维环破裂或髓核脱出等刺激或压迫脊神经、脊髓等引起的一系列症状群。

核桃仁黑芝麻丸

核桃仁200克，黑芝麻180克，杜仲50克，木瓜25克，菟丝子、当归各60克，延胡索30克，香附15克。除核桃仁、黑芝麻外，均晒干、碾碎过筛备用。将黑芝麻于碾槽内碾碎，再放入核桃仁一起碾，当用手摸无颗粒时，与药面一起倒入盆中，将蜂蜜250毫升分数次加入盆内搅拌，反复揉搓成团块，取团块7克制成药丸。冬天可装入瓶内储存，夏天制成蜡丸或用油纸包装入瓷盆放阴凉处。每次服1丸，每分2次服用，黄酒20毫升冲服。

黑芝麻含有多种人体必需的氨基酸，在维生素E、维生素B_1的作用下，能加速人体的代谢功能，具有补肝肾、润五脏、益气力、长肌肉、填脑髓的作用。核桃仁具有强肾养血的作用，常服可使血脉通润。本方对腰椎间盘突出有预防与治疗作用。

薏苡仁附子散

薏苡仁30克，附子10克（先煎1小时）。上述药材洗净后，水煎温服，每日1剂，分3次服用。

薏苡仁可抗炎，加强体液免疫、镇痛；附子可增强免疫功能、镇静。本方有镇痛、抗炎、增强免疫功能等作用，可缓解腰椎间盘突出不适症状。

● 肉苁蓉炖羊肾

羊肾2个，肉苁蓉30克（布包）。将羊肾去筋膜，切片，加肉苁蓉和水煲汤，酌情加各种调味品服用。羊肾可温补肾阳。

本方对腰椎间盘突出有较好的食疗效果。

● 伸展上肢

取跪姿，双手上举，两手掌心交叉于头后，双臂尽量向后张开，还原；然后双手向背后伸展，两手掌交叉于腰部，双臂尽量向后张开，再还原。反复交替做。适用于腰椎间盘突出。

● 伸展下肢

站立，左腿向左迈一步，伸直，右腿下蹲，左手叉腰，右手自然放于右大腿上。两腿交换进行，反复操作。适用于腰椎间盘突出。

● 捏拿腰部肌肉

用双手拇指和食指同时从上向下捏拿、提放两侧腰部肌肉，直至骶部。如此自上而下捏拿4次。本法可缓解腰椎间盘突出引起的不适症状。

● 颤动腰部肌肉

两手掌根部按压腰部，快速上下颤动15～20次。本法可缓解腰椎间盘突出引起的不适症状。

● 揉腰眼

两手握拳，用食指指关节紧按腰眼，旋转用力按揉30～50次，以腰酸胀为宜。本法可缓解腰椎间盘突出引起的不适症状。

● 叩击腰骶部

双手握空心拳，反手背后，以双手拳背着力，有节奏地、有弹性地交替叩击骶部。手法要平稳，所用力度由轻到重，要有振动感，有穿透力。可以先从骶部向上叩击至手不能及为止（腰部），然后再向下叩击至骶部，叩击顺序应按照从上至下，如此反复7～8次。本法可缓解腰椎间盘突出引起的不适症状。

● 面壁下蹲

两脚分开约同肩宽，脚尖向外呈八字形，面向墙壁并使前身贴近墙壁，两手臂伸开，用掌贴壁，慢慢往下蹲。注意下蹲时两脚不要随意移动，两膝部逐渐向外分开，身体仍然贴着墙壁，蹲下后再慢慢站立起来，如此循环往复下蹲。在下蹲、站立过程中，胸、脸、膝、脚尖尽可能贴近墙壁。长期坚持，治腰椎间盘突出。

足跟痛

足跟痛是由于足跟的骨质、关节、滑囊、筋膜等处病变引起的疾病。足跟一侧或两侧疼痛，不红不肿，行走不便，又称脚跟痛。中医学认为，足跟痛多属肝肾阴虚、痰湿、血热等原因所致。肝主筋、肾主骨，肝肾亏虚，筋骨失养，复感风寒、湿邪或慢性劳损便可导致经络瘀阻，气血运行受阻，使筋骨肌肉失养而发病。

● 麻黄萝卜汤

麻黄5克、生姜3片、萝卜1个（150克）、蜂蜜30毫升。将萝卜洗净，切片，与麻黄、生姜同放锅内，加清水适量，小火炖至萝卜熟后，加入蜂蜜即可食用，每日1次。本方可治疗局部疼痛、行走不利、行走则疼痛加剧或伴畏风、舌苔薄白等。

● 薏米二姜粥

薏米30克，干姜、高良姜各5克，大米50克。将两种姜水煎取汁，与大米、薏米同煮为粥服食，每日2次。本方可除湿通络、祛风散寒，治疗局部疼痛、行走不利、疼痛固定、行走则疼痛加剧或伴下肢麻木、手足沉重、屈伸不利。

● 山药红小豆粥

山药、红小豆各30克，大米50克，白糖少许。将红小豆放入锅内，加清水适量，大火煮沸后，转小火煮至半熟时，加入山药片、大米煮熟，出锅加入白糖少许。每日1剂，当早餐服食。本方可清热利湿，可缓解足跟痛症状。

● 山楂扁豆薏仁粥

山楂、扁豆各15克，薏米50克，红糖适量。将山楂水煎取汁，加扁豆、薏米同煮为稀粥，调入红糖服用，每日1次，连续7天。可活血化瘀、化痰通络。

● 茄根水泡脚治足跟痛

茄根500克。将茄根加清水适量，煎煮30分钟，去渣取汁，与2000毫升开水一起倒入盆中，先熏蒸，待温度适宜时泡洗双脚，每天1次，每次40分钟，10天为1疗程。

● 陈醋泡脚治足跟痛

用陈醋（白醋也可以）1000毫升，加热至可浸入的温度后，倒入洗脚盆中，浸泡患脚，不须再加水。每次20～30分钟，每日1～2次，一般连用半个月。

第五章

男女隐疾老偏方

两性健康事半功倍

急性前列腺炎

急性前列腺炎是指前列腺非特异性细菌感染所致的急性炎症，主要表现为尿急、尿频、尿痛、直肠及会阴部痛，多有恶寒发热等。急性前列腺炎是男性泌尿生殖系统常见的感染性疾病，致病菌以大肠埃希菌为主，约占80%。感染途径为血行感染，常继发于皮肤、扁桃体、龋病（龋齿）、肠道或呼吸道急性感染，细菌通过血液到达前列腺部引起感染。

绿豆车前子汤

绿豆60克，车前子30克。将绿豆淘洗干净，车前子用细纱布包好，同置锅中加水烧沸后，改用小火煮至豆烂，去车前子食用。车前子具有利水、清热、明目、祛痰的作用。本方适用于各种前列腺炎。

番茄苹果汁

番茄200克，苹果100克，芹菜30克，柠檬汁30毫升。将番茄洗净，用沸水烫一下后剥皮，用榨汁机或消毒纱布把汁挤出；苹果、芹菜洗净，苹果削皮切块，芹菜切段，一起放入榨汁机中搅打成汁；苹果、芹菜汁兑入番茄汁中；果蔬汁中加入白糖、柠檬汁调匀，冲入温开水，即可直接饮用。

番茄中的番茄红素能清除自由基，预防前列腺癌；烟酸可维持胃液的正常分泌，促进红细胞的形成，利于保持血管壁的弹性和保护皮肤。番茄多汁，可以利尿，肾炎病人也宜食用。

解毒汤

龙胆草、土茯苓、金银花各30克，延胡索9克，甘草6克。水煎服。每日1剂，日服3次。5剂为1个疗程。本方可清热解毒、利湿止痛，适用于急性前列腺炎。

蒲公英金银花粥

将蒲公英60克、金银花30克，加水300毫升后用小火煎45分钟，滤渣取汁后加入大米100克煮成稀粥。分早晚服用，服用时如果感到苦涩的话，可略加些白糖。《本草纲目》记载，蒲公英性平、味甘微苦，有清热解毒、消肿散结及催乳作用，有明显的利尿作用。金银花，又名忍冬、银花、双花等，自古被誉为清热解毒的良药。两者配合食用，有利尿解毒的功效。本方能够有效缓解前列腺炎。

麝香、白胡椒敷肚脐

麝香0.15克，白胡椒7粒。两药分别研为细末。脐部清洗干净，消毒，先用麝香纳入肚脐，再用胡椒将肚脐填满，盖上塑料薄膜，胶布固定，使其密不透气。7～10天换药1次，10次为1个疗程，每个疗程间隔5～7天。

芒硝、益母草熏洗会阴部

取芒硝、益母草、天花粉、大葱各30克，大黄、白芷、艾叶、车前草各10克，水煎取药液约2000毫升，置入盆中，坐盆上先熏蒸，待水温稍降后以毛巾浸渍药液洗会阴部，水温再降后坐盆内，至水凉为止，每日3次。7～8天，即可排尿正常。

甘草、冰片外敷中极穴

甘草10克，研为细末，加冰片5克，面粉适量，拌匀，温水调为糊状，外敷中极穴，用胶布固定，一般外敷5分钟可见尿液排出。

热敷小腹法

取肉桂30克、升麻15克共研为细末，加麝香0.3克混匀，制成药兜佩戴在小腹部，每5日换药1次，并且每晚用热水袋热敷药兜15～30分钟。连续1～2个月。

生葱热熨腹部

盐500克，生葱250克。将生葱切碎，与盐一同放入锅内炒热后用布包裹，待触之不烫手时，热熨小腹部，药包冷后再加热熨，交替数次，连续2～3小时，即可见效。

慢性前列腺炎

慢性前列腺炎是一种发病率非常高（4%～25%）且让人十分困惑的疾病，接近50%的男子在其一生中的某个时刻将会遭遇到前列腺炎症状的影响。由于慢性前列腺炎的病因、病理改变、临床症状复杂多样，并对男性的性功能和生育功能有一定影响，严重地影响了患者的生活质量，使他们的身体与精神遭受极大的折磨。其病因一般认为私欲不遂或房事过度，相火妄动，湿热下注，与心、肾、脾等脏腑密切相关。

知母黄柏降火汤

知母、黄柏各15克，肉桂5克，川牛膝20克，广木香8克，琥珀3克（研末，冲服），黄芪20克，穿山甲12克（先煎），桔梗7克，升麻6克。所有药材水煎服。留取药渣复煎，熏洗会阴处，每日1次，每次30分钟。知母佐黄柏有滋阴降火的功效，有金水相生之意，配合其他药材可治疗慢性前列腺炎。

六味地黄汤

熟地黄24克，山茱萸、山药各12克，茯苓、泽泻、牡丹皮各9克。所有药材水煎温服，每日1剂，分3次服用，饭前约1小时服。本方有增强免疫功能、抗炎、降血糖、增强性功能等作用，适用于慢性前列腺炎。

熟地黄可增强造血功能、强心、扩张血管、降血压；山药可滋补身体、助消化、降血糖。

墨鱼桃仁汤

墨鱼200克，桃仁10克。将墨鱼洗净切片，与桃仁同入锅，加水适量，煮熟后食墨鱼饮汤。

墨鱼适宜阴虚体质、贫血、妇女血虚经闭、带下、崩漏者食用。本品适用于肾虚血瘀之不育及性功能障碍，适用于慢性前列腺炎。

大黄牡丹汤

大黄、桃仁各5克，牡丹皮、冬瓜子各10克。水煎服，每日1剂，分2次服用，或共研为粗末，放入保温杯中，冲入沸水，加盖闷15分钟，代茶饮。本方可泻热破积、活血化瘀，适用于气滞血瘀型慢性前列腺炎。

压腿法

先坐在床上，身心放松，双腿和双手同时向前缓缓伸直，然后上半身慢慢地尽力向前压，最好能做到手摸到脚趾。在整个过程中，注意双脚都要保持伸直。保持这个动作数秒后，再慢慢恢复到坐姿，此动作可反复进行。

这个动作主要是通过对腹部和阴部器官的锻炼，改善性功能，加强性的控制能力，以此缓解前列腺炎。

叉腿法

坐在地板或床面上，双腿先向前伸直，接着慢慢地分别向两边张开双腿。在整个过程中，双腿都要保持伸直，不要弯曲，大腿与小腿的腿肚要平贴地面。

这个动作通过扩张双腿来拉动会阴部的肌肉，锻炼会阴部器官，可有效地减轻前列腺炎。

● 抖膝部法

先站立，双手自然叉腰，身心放松，接着两脚叉开与肩同宽，以每秒2～3次的频率抖动膝部，抖动时长为1～2分钟，抖动时会感觉到浑身肌肉连同睾丸处都在颤动。这个动作能够引起睾丸的颤动，活动睾丸的气血，有效缓解前列腺炎。

● 生大黄敷贴法

生大黄90克，加水400毫升，煎液倒入盆中熏蒸会阴部，待药液不烫手时，用毛巾浸液擦洗会阴处，同时在局部做顺时针按摩30分钟。早晚各1次，每剂药熏2次。熏洗完毕，取中极、会阴两穴，用生姜汁调大黄末2克外敷，以胶带固定。体质强壮者，每天可用生大黄3～6克泡茶饮。

● 小茴香、荆芥熏洗法

将适量小茴香、防风、荆芥加水放在一起煎，煎后将药水倒入水温42℃左右的浴池里进行洗浴即可。洗浴的过程中，要保持水温。每天照此方法洗浴1次，长期使用可有效缓解前列腺炎。

男性不育

男性不育是指夫妇同居未采取避孕措施2年以上而无生育者。女方检查正常，男方检查出现异常状况。属于男方的病症，常见病因有：先天不足、肾精不充、肾气不足、精关不固或肾精亏耗、房劳过度、肾不藏精或情志紧张、精气失调等。总之，该病多是由于肾、肾精、气虚及至肾阳虚、肾阴虚、肾阴阳两虚所致。

淫羊藿、熟地黄煎剂

淫羊藿15克，熟地黄12克，丹参30克，赤白芍、知母、黄柏、牡丹皮、车前子各9克（包），金银花25克，甘草6克。所有药材加清水适量，煎2次，头煎二煎取汁混合均分2小碗，上、下午各1次，连服1周为1个疗程。淫羊藿使精液分泌亢进，精囊充满后，刺激感觉神经而间接增强性欲，其功效优于海马。适用于男子精液不液化所致的不育症。

嚼食枸杞子

每晚取枸杞子15克，嚼碎咽下，连服1个月为1个疗程。一般服至精液常规检查转为正常后，再继续服药1个疗程。枸杞子可滋补肝肾、益精明目，为药食两用佳品。本方适用于虚劳精亏、腰膝酸痛、眩晕耳鸣。

乌梅党参

乌梅、干姜、桂枝各9克，党参、当归各15克，细辛3克，黄柏10克，黄连6克。水煎内服。本方可温补肾阳，清热通络，适用于男性不育。

怀山药薏苡仁萝卜粥

怀山药、薏苡仁各20克，大萝卜1000克，大米50克。萝卜煮熟绞汁，与怀山药、薏苡仁、大米同煮至粥熟。每天食用2次。薏苡仁可燥湿祛痰、健脾和胃。本方适用于不育、阳痿、早泄、气短懒言。

苁蓉羊肉粥

肉苁蓉15克，精羊肉100克，大米80克，盐、葱白、生姜各适量。分别将肉苁蓉、精羊肉洗净后切细；先将肉苁蓉入砂锅煎，取汁去渣，加入羊肉和大米同煮，待煮沸后，加入盐和佐料，煮成粥即可。适于冬季服食，以5~7天为1个疗程。

肉苁蓉可补肾壮阳、健脾养胃。适用于治疗肾阳虚衰所致的阳痿、早泄以及不孕等症。夏季以及性功能亢进者，不宜食用。

鱼骨散

鱼骨50克，紫河车粉7克，炒鸡蛋壳18克，白糖25克。将上述药材共研细末，储存在瓶中备用。每次服0.5~1克，日服3次，用温开水送服。本方可益肾壮骨生精，适用于男性不育。

搓涌泉

盘膝而坐，双手掌对搓发热后，两手紧握脚面，从趾根处起，对踝关节至三阴交一线往返用力摩擦20~30次，然后左右手分别搓涌泉穴（在足底前1/3处，足趾后屈时呈凹陷处）81次。

按摩肾俞

两手掌贴于肾俞穴（在第2腰椎棘突下，旁开1.5寸处），两手中指对命门（在第2腰椎棘突下窝凹陷中），双手同时从上向下、从外向里的方向做环形转动按摩，各转运36次。此为顺转，是补法；反之，为泻法；肾俞穴宜补不宜泻，转动时要注意顺逆方向，如有肾虚、腰痛者，可以9次为序，增加转动次数。

自我按摩方法

按摩顺序：推擦腰骶部→掌心揉按关元穴、曲骨穴→轻轻拿捏大腿内侧→推腹部正中线→点揉足三里穴→擦涌泉穴→提捏乳头。这套方法共做10～15分钟，每日起床前和睡觉前各做1遍。过性生活前，可先做1遍以上按摩方法，再用一手掌心揉按下腹部，另一手搓揉睾丸1～2分钟，以睾丸微感酸胀为度。然后，再用一手将阴茎上提并按于脐下，另一手掌心揉擦阴囊根部，在揉擦时用掌根将睾丸上推，反复揉擦使阴囊根部发热。本法对增进夫妻的房事和谐，防治性功能衰退、早泄有较好疗效。

阳痿

阳痿是指在有性欲要求时，阴茎不能勃起或勃起不坚，或者虽然有勃起且有一定程度的硬度，但不能保持性交足够的时间，因而妨碍性交或不能完成性交。引起阳痿的原因很多，一是精神方面的因素，如夫妻间感情冷漠，或因某些原因产生紧张心情，均可导致阳痿；二是生理方面的原因，如阴茎勃起中枢发生异常。

肉苁蓉粥

肉苁蓉15克，精羊肉100克，大米50克。肉苁蓉加水100毫升，煮烂去渣；精羊肉切片加入砂锅内加水200毫升，煎数沸，待肉烂后，再加水300毫升，将大米煮至米开花汤稠时，加入肉苁蓉汁及羊肉再同煮片刻即可，盖紧盖焖5分钟。每日早晚温热服。肉苁蓉可补肾壮阳，润肠通便。本方适用于阳痿、早泄、遗精、便秘等。

鹿角胶粥

鹿角胶15～20克，大米100克，生姜3片。先煮大米，待沸后，放入鹿角胶、生姜同煮为稀粥。每日1～2次。5天为1个疗程。鹿角胶补肾阳、益精血。本方适用于肾气不足所致的阳痿、早泄、遗精、腰痛等。

菟丝子粥

菟丝子30～60克（鲜者可用60～100克），大米100克，白糖适量。先将菟丝子捣碎，水煎，去渣取汁后，入大米煮粥，粥将成时，加入白糖稍煮即可。早晚服用，7～10天为1

个疗程。菟丝子味甘、性微温，可滋补肝肾、固精缩尿、安胎、止泻。本方可补肾益精、养肝，适用于肾气不足所致的阳痿、遗精、头晕眼花。

雪莲花冬虫夏草浸酒

雪莲花15克，冬虫夏草50克，白酒1000毫升。将药物浸泡在白酒中，拧紧瓶盖，1个月后饮用，每次5毫升，每日1～2次。雪莲花可温肾壮阳散寒，适用于阳痿、腰膝软弱，外伤出血（雪莲花味辛、性热、有毒，过量易中毒）。

枸杞羊肉粥

枸杞子150克，羊肾1个，羊肉100克，葱白2根，大米100～150克，盐适量。将羊肾去内膜，切腰花，再把羊肉切小块，枸杞子煎汁去渣，同羊肾、羊肉、葱白、大米一起煮粥。待粥成后加入盐适量，稍煮即可。每日1～2次，温热服。枸杞子可滋肾阳，补肾气，壮元阳。本方适用于肾虚劳损、阳气衰败所致阳痿、腰脊疼痛等。

摩擦双耳

早晨起床时，用指尖对耳轮等部位轻轻做环形摩擦，或点压揉按，以局部微胀痛有热感为度。此法具有调和阴阳，疏通气血，健肾固精之效。

手心搓脚心

先在床上坐下，用右手心搓擦左脚心9～36次，直至稍感微热即可；再用左手心搓擦右脚心9～36次。两边动作皆完成之后，再将左、右手手掌相叠，按揉气海穴（在腹中线上，脐下1.5寸处）9～36次。此动作简单易学，能够缓解阳痿、遗精等症。

双手搓下腹部

临睡前，将一只手放在脐下耻骨上小腹部位；另一只手放在腰上，然后一边按住腰，一边用手在下腹部由右向左慢慢摩擦，以腹部产生温热感为度。

按摩腹股沟

临睡前，将两手放于两侧腹股沟处（大腿根部）。以掌沿斜方向轻轻按摩36次，可每周按摩数次。此法对增强性欲，提高精力有一定作用。

脚心互搓

先在床上坐下，用双手支撑着身体，慢慢地抬高双脚，然后用双脚的脚心互搓涌泉穴9～36次，稍感温热即可。此动作能够有效地缓解阳痿、遗精等症。

早泄

早泄是男性性功能障碍的常见病，是指射精发生在阴茎进入阴道之前，或进入阴道中时间较短，在女性尚未达到性高潮，提早射精而出现的性交不和谐障碍。早泄的诊断标准在于女方是否满足。类型分为器质性（疾病引起）和非器质性（心理性、习惯性及因包皮过长等正常原因引发的射精过快现象）。早泄与阳痿关系密切，早泄严重可导致阳痿。

芡实茯苓粥

芡实15克，茯苓10克，大米适量。将芡实、茯苓捣碎，加水适量，煎至软烂时再加入淘净的大米，继续煮烂成粥。分餐食用，连吃数日。本品可补脾益气，适用于小便不利、尿液浑浊、阳痿、早泄。

腐皮白果粥

白果9克，腐皮45克，大米适量。将白果去壳和核，与腐皮、大米置锅中加水适量，煮粥。每日1次，当早餐食用。本品可补肾益肺，适用于早泄、遗尿、小便频数、肺虚咳喘等。

黄柏牡蛎汤

黄柏、生地黄、天冬、茯苓各10克，煅牡蛎20克，炒山药15克。水煎服。每日1剂，分2次服用。本方可清热泻火、滋肾养阴、健脾固涩，适用于早泄。

二莲汤

苦石莲12克，人参、甘草、莲须各3克，麦冬、远志、芡实各6克。水煎服。每日1剂，分2次服用。本方可养心安神，适用于早泄。

龙胆黄芩汤

龙胆草15克，当归、黄芩、木通各10克，泽泻12克，生地黄、甘草、栀子、车前子各9克。水煎服。每日1剂，分2次服用。本方可清泻肝经湿热，适用于肝经湿热型早泄。

知柏生地汤

知母、黄柏、山茱萸、山药、泽泻、牡丹皮、金樱子各9克，生地黄、沙苑子各10克，龙骨、牡蛎各30克。水煎服。每日1剂，分2次服用。本方可滋阴潜阳、止遗固精，适用于阴虚阳亢型早泄。

参芪当归汤

当归10克，人参、茯神、白术各9克，黄芪、龙眼肉各12克，远志、酸枣仁、木香、甘草各6克。水煎服。每日1剂，分2次服用。本方可补益心脾，适用于心脾虚损型早泄。

三子黄精汤

黄精、五味子、女贞子、金樱子、桑螵蛸、牡蛎各30克，益智、补骨脂各12克。水煎服。每日1剂，分2次服用。本方可益肾固精，适用于早泄。

芒果炒虾仁

芒果100克，明虾或者基围虾300克，小尖椒6~8个，青豌豆50克。将虾去皮、留尾，一切两半，用料酒、盐、水淀粉充分调匀；芒果切长滚刀块；热锅中加植物油烧温，放入虾尾段；锅中留底油，放入葱姜末烹出香味，加入芒果、盐稍炒，加入虾、青豌豆，调味淋明油即可。本方可改善男性早泄症状。

按摩腹部法

取仰卧位，先用右（或左）掌根揉神阙穴，以脐下有温热感为度，再用掌摩法摩小腹部，时间约5分钟。每晚临睡前空腹，将双手搓热，掌心左下右上叠放贴于肚脐处，逆时针做小幅度的揉转，每次揉转20~30圈，腹部按摩可起到温养神阙穴的作用。

夫妻挤捏操

妻子将拇指放在龟头的系带部位，食指放在龟头冠状缘的上方，轻轻地挤捏4秒钟，然后松开，每分钟挤捏1次，每晚4~5次，1周为1个疗程。经过1~2个疗程之后，便可将此挤捏操运用于性生活中，当男性将阴茎插入女性的体内前，女性先进行挤捏，待阴茎进入阴道片刻后，可将阴茎抽出再次进行挤捏，如此反复。此法可有效改善男性的早泄症，当症状有所改善之后，也可改为挤捏阴茎根部。

遗精

遗精是一种生理现象，是指不因性交而精液自行遗出。中医将精液自遗现象称遗精或失精。有梦而遗者名为“梦遗”，即做梦而遗。清醒时精液自行滑出者称为“滑精”，由肾虚精关不固所致。西医可见于包茎、包皮过长、尿道炎、前列腺疾患等。有梦而遗往往是清醒滑精的初起阶段，梦遗、滑精是遗精轻重不同的两种症候。

煮莲子

新鲜带莲心的莲子适量。将新鲜带莲心的莲子10颗放入饭中蒸熟后嚼服；或将带莲心的莲子20克，加水适量煎煮后食莲子饮汤。每日2次，连服15天。莲子为睡莲科植物莲成熟的种子，是常见的滋补之品，有很好的滋补作用。莲子有平抑性欲的作用，对于青年人梦多、遗精频繁或滑精者，有良好的止遗涩精作用。

淫羊藿炖驴肉

淫羊藿10克，驴肉500克，姜、葱、茴香、盐、鸡精、花生油、料酒、桂皮各适量。将淫羊藿用纱布包好与驴肉一起放入锅中，加上适量的水用大火煮；水沸腾后加入料酒、茴香、桂皮、葱、姜，待肉熟后，再放入鸡精、花生油和盐，水再次沸腾即可食。淫羊藿可补肾益气、强筋骨、助阳益精，可改善遗精症状。本方适用于阳痿、遗精、腰膝冷痛、半身不遂等症。

熟白果

白果10颗。将白果带壳放入锅中，用小火炒熟，取仁嚼服，每日2次，连食15天。白果又叫银杏，性平、味甘、微苦、涩，略带毒性，有敛肺平喘、止带缩尿及化痰的功能，适用于遗精过多。外用则能“消毒杀虫”。

韭菜炒胡桃肉

韭菜400克，胡桃肉（去皮）100克。上述材料用芝麻油炒熟食用，连用1个月。胡桃为补益中药，有补肾固精、润肠通便等作用。适用于肾虚腰酸足软、阳痿遗精、肺虚久咳、肠燥便秘等症。

固精散

金樱子50克，韭菜30克，五味子20克。以上药材炒焦共研细末，备用。每晚睡前用淡盐汤冲服20克。本方可益肾固精，适用于肾虚遗精。

或取龙骨、牡蛎各60克，韭菜90克，芡实、莲梗各30克。共研细末，每次服6～9克，分2次服用，用开水冲服。

连桂汤

黄连、肉桂各3克，甘草6克。水煎服。每日1剂，分2次服用。本方可滋阴降火、交通心肾，适用于心肾不交型遗精。

栀芩龙胆汤

栀子、黄芩、龙胆草、木通、柴胡、川楝子、甘草各6

克，白芍、生地黄、牡丹皮、五味子各10克。水煎服。每日1剂，分2次服用。本方可疏肝解郁、清泻相火，适用于相火炽盛型遗精。

五倍散

五倍子120克，茯苓、牡蛎各60克，荷叶45克。以上药材共研细末，备用。每次服6克，日服3次，以淡盐水送服。本方可清热利水、止遗固精，适用于遗精。

黄连、煅牡蛎泡脚

取黄连、肉桂各6克，仙鹤草、煅牡蛎、煅龙骨各30克，知母、黄柏、五倍子、菟丝子各15克，加足水量煎煮，去渣后倒入盆内，趁热将两足浸泡于药液中15分钟，每晚临睡前1次。每剂药可煮沸后重复用1次，5日为1个疗程。

按摩特效穴位

梦遗患者，多由相火过旺，而肾精素亏，或烦劳过度，心肾不交，或肾阴内烁而导致；若无梦而遗者，则因肾关不固，精窍滑脱，比有梦遗者更严重。

对本病的治疗，需有恒心，并清心寡欲，戒除一切不良习惯，当以肾俞（在第2腰椎棘突下，旁开1.5寸处）、关元（正仰卧位，在下腹部前正中线上脐下3寸）为主穴，梦遗者配神门穴（仰掌取穴于手腕关节掌侧，尺侧腕屈肌腱的桡侧凹陷处）。

按摩时，应用一手拇指指腹点按肾俞穴、关元穴、神门穴各1分钟。

月经不调

月经不调也称月经失调，是妇科常见病。表现为月经周期或出血量的异常，或月经前、经期时的腹痛及全身症状。病因可能是器质性病变或是功能失常。许多全身性疾病如血液病、高血压病、肝病、内分泌病、流产、宫外孕、葡萄胎、生殖道感染、肿瘤（如卵巢肿瘤、子宫肌瘤）等均可引起月经失调。

玫瑰花膏

玫瑰花300朵。将玫瑰花去花蕊，水煎取浓汁，滤去渣，再煎，加红糖500克制成膏，瓷瓶密闭，切勿漏气。早晚沸水冲服。玫瑰花性甘、味微苦，可行气解郁、和血、止痛。本方适用于肝胃气痛、月经不调、跌打伤痛。

山楂红花酒

山楂30克，红花15克，白酒250毫升。将山楂、红花洗净后，放入酒中浸泡1周。每次30～45毫升，每日2次，视酒量大小，以不醉为度。红花可活血化瘀。本方适用于月经量少、紫黑有块、腹痛、血块排出后疼痛减轻。注意忌食生冷勿受寒凉。

益母草蜜饮

新鲜益母草120克（干品减半），红糖15克，蜂蜜20克。先将益母草拣杂，洗干净，晾干，切成小段，放入砂锅，加水煎2次，每次30分钟，过滤去渣，合并2次滤汁，重新倒入砂锅，再用小火浓缩至300毫升，调入红糖，待溶化后稍凉凉，再加入蜂蜜，拌匀即可。早晚各服1次。益母草能祛瘀生新、活血调经，是相当不错的养颜美容、抗衰防老的中草药。本方对气滞血瘀所引起的月经延后、月经过少、月经不定期等症尤为适宜。

● 益母草月季花

川芎5克，当归、生地黄、延胡索、鸡血藤、益母草各9克，赤芍、月季花各6克。将上药水煎服用，每日1剂，早晚分服。本品具有活血化瘀、清热解毒的功效，适用于月经不调、闭经、崩漏等症。

● 枫树皮汤

枫树皮150克（去外表粗皮）。水煎服。每日1剂，分2次服用。用甜酒送服，连服1周。本方可活血调经、行气止痛，适用于月经不调、经期紊乱。

● 益母膏

益母草500克（可加丹参60克）。以上药材加水适量，煎2次（也可两汁混合），再加红糖适量，浓缩成膏，备用。每次服9克，日服2～3次，用开水冲服。本方可活血调经，适用于月经不调。

● 二花汤

月季花、玫瑰花各15克，益母草、丹参各25克。水煎服。每日1剂，分2次服用。本方有活血的功效，适用于月经不调。

先期汤

生地黄、赤芍、牡丹皮、茯苓、石斛、麦冬各9克，黄芩6克。水煎服。每日1剂，分2次服用。每次月经前连服5剂。本方可清热养阴、凉血止血，适用于月经先期。

二黄龟芍汤

龟甲、白芍、香附、黄芩、黄柏、陈皮各15克。水煎服。每日1剂，分2次服用。本方可养阴解郁、清热调经，适用于月经先期。

或取丹参、白芍、制香附各9克，柴胡6克。水煎服，每日1剂。用于月经先期而经量不多者，用之显著有效。

健脾止血汤

黄芪、熟地黄各30克，党参、山茱萸、当归各15克，茺蔚子、麦冬各10克，蒲黄5克，阿胶10克（烊化）。将前8味药材加水煎3次。每日1剂，分3次服用。每次加入烊化后的阿胶，餐前温服。本方可健脾益气、固冲止血，适用于月经过多。

丹参末

丹参500克。晒干研末，每晚临睡前用黄酒送服，每次9克。适用于月经不调。

二根汤

墨旱莲、白茅根各30克，苦瓜根15克，冰糖适量。将前3味药材洗净、切碎，加水煎服。每日1剂，分2次服用，加入冰糖服之，或代茶饮用。本方可凉血止血、清热解毒，适用于月经过多。或取绿茶3克，莲花（取含苞待放的莲花蕾）20克，甘草5克。水煎取汁，代茶频饮或日服3次。咽干口燥者可加蜂蜜服用。

● 归芎益母汤

当归60克，川芎10克，益母草45克。水煎服。每日1剂，分3次服用，或代茶频饮。本方可补血调理、活血和血、行气止痛，适用于月经过少。

● 桃仁丹参汤

丹参15克，桃仁、红花各10克，当归、川芎、香附各6克。水煎服。每日1剂，分2次服用。本方可活血化瘀，解郁通经，适用于月经过少。

● 仙柏汤

仙鹤草、侧柏叶各30克，益母草、制香附各15克。水煎服。每日1剂，分2次服用。本方可凉血止血、活血调经，适用于月经过多。

● 丝瓜子汤

丝瓜子30粒，加水2碗，中火熬成1碗，趁热喝下，经期间服用，每日1剂，服2～3剂。对于经时血量排出较多者，平时不妨多增加红色蔬菜的摄取，诸如红菜、红甘蓝、番茄等，甚至猪肝、鸡蛋也可以适时加以食用。如果手脚易冰冷，在烹调食品时，可以将姜炒到焦黄再下菜，对体质会有改善。

疏肝益肾汤

熟地黄12克，补骨脂、菟丝子、制香附、枸杞子、白芍各9克，柴胡6克。水煎服。每日1剂，分2次服用。每月经前连服7剂。本方可疏肝理气、益肾调经，适用于月经先后不定期。

红白鸡冠花

红、白鸡冠花各12克，益母草18克，水煎后自月经前5天开始服用，每日1剂，服至月经开始。本方适用于月经不调。

荸荠汁

未削皮的荸荠250克。先将荸荠洗净，然后捣烂，再用纱布挤出汁液。经期前饭前1次喝完，每日服用1次，连服4～5次。如果仍不正常则下月再服用5剂；如果已趋正常则仍可斟酌服用。本方适用于月经先期症，对肾功能及胃肠均有助益，正常人亦可服用。若荸荠已削过皮则不可使用。荸荠洗净后最好再用凉开水洗一下。

石苋炒蛋

新鲜的石苋叶约半碗洗净切碎，以麻油炒1～2个鸡蛋食用。任何时间都可以食用，月经干净后食用效果更佳；每月食用2～3剂。

石苋又名鸭舌广、过江藤，是多年生草本植物，郊外常可见到，味道有点儿苦、辣，在民间用药上是一种“妇科良药”，用途极为广泛，具有清热解毒、消肿祛瘀的功效，又能抗癌。石苋略有毒，因此一次用量不宜超过90克。本方适用于月经不调。

九层塔炖肉

九层塔根茎、刺苋根各60克，鸡肉（或猪小肠）100克，加3碗清水、半碗米酒共炖，炖30分钟左右（如猪小肠没有炖烂可增加时间）。炖后吃肉喝汤，1剂为1天的用量，最好是在饭前先行食用，一般不要再增添调料。1天吃1剂，连吃3～4剂即可见效；如果病情严重，可吃1周。一般人每个月吃1～2剂，有病治病，无病健身。适用于白带、经期不调、经痛、全身酸痛。

九层塔是做菜用的调味蔬菜，使用时直接用其根部、头部及茎枝，干的、新鲜的均可。刺苋是野生的苋菜类，样子与苋菜差不多，不过全株长满刺。用作本方时，则是挖取它的根部和头部。

白刺苋、决明子方

白刺苋（鲜品）150～180克、决明子（干品）30克，可以直接煎服；与猪小排或猪小肠炖半小时效果更佳。由于决明子较小，宜先将其装在纱布袋中，再与猪小排炖煮。通常每日服1～2剂，连服3天即可，以后视病情需要再判断是否继续服用。适用于白带异常。

白刺苋是一种野生植物，样子与苋菜完全一样，只不过全株长满了斜刺。药用时使用其头部与根部。本方无副作用，正常人服用亦有保健效果。

益母草汤

益母草45克，当归30克。加水、酒各半，煎服，适用于月经不调。

芙蓉花汤

8～12朵山芙蓉花（干的、新鲜的均可），以5碗水煮成2碗，早晚服用。经期或平时皆可服，轻症2剂，重者4剂即可见效。加9克的益母草则效果更理想。如无花朵，山芙蓉的茎、叶也可以使用，每次使用30～60克。本方适用于月经过多。

山芙蓉花除了能治本症外，对于白带过多亦有效。

当芎汤

当归30克，肉桂9克，川芎12克，炙姜15克，以4碗水用中火煎至2碗，早晚饭前服用，每个月行经干净后2～3天服用，大约服2剂即可。在饭前服用较好，不过，胃不太好者则以饭后为宜。适用于月经不调。本方亦可采取炖的方式，先将药以清水浸泡1～2小时再炖，不过水的分量则应减少，通常水没过药草即可。炖时可加点排骨或瘦肉。吃素者可改为加鸡蛋；炖的时间为20分钟左右。

葱白生姜敷法

将葱白100克、生姜50克、盐250克共捣烂后一起炒热，用干净布包好敷于气海穴（在腹中线脐下1.5寸处），每日2次。适用于月经不调。

藕汁配黄酒

鲜藕两段，侧柏叶60克。捣烂取汁，加黄酒适量，每日1剂，分2～3次服用，主治代偿性月经。

酒炖月季花

月季花30克。水煎服，或将月季花的根30克洗净，加酒炖服。本方适用于月经不调。

益母草敷法

将益母草和苎麻根各100克洗净，切碎，再加黄酒一起炒热，敷于小腹部即可，每日可敷2次。本法适用于月经不调。

吴茱萸肉桂敷法

将吴茱萸和肉桂各10克，与小茴香20克一起共研成细末，再倒入适量白酒一起炒热，用布将所有材料包好敷于脐部，冷却后可重炒再敷。本法适用于寒湿凝滞型月经不调。

痛经

痛经是指妇女在经期及其前后出现小腹或腰部疼痛，甚至痛及腰骶。随月经周期而发，严重者可伴恶心呕吐、冷汗淋漓、手足厥冷，甚至昏厥，给工作及生活带来严重影响。

目前临床上常将其分为原发性和继发性两种。原发性痛经多见于青春期少女、未婚及已婚未育者；继发性痛经则多因生殖器官有器质性病变所致。

山楂红糖汤

山楂25克，葵花子15克，红糖30克。先将山楂、葵花子一同放在锅内炒，以葵花子炒香炒熟为度；再加水，熬成浓汁后，将红糖放入熬化即可。每次于经前1～2天服用，连服2～3剂。本方适用于血瘀为主的痛经。

当归生姜羊肉汤

当归24克，生姜30克，羊肉200克。将羊肉洗净切块，同当归、生姜一起炖熟，吃肉饮汤，经期每日1剂。当归可补血活血，调经止痛，润肠通便。本方适用于眩晕心悸、月经不调、经闭痛经、虚劳有寒痛经，或寒疝腹痛等症。

延胡索煎剂

延胡索10克，当归24克，红花9克，香附6克。所有药材水煎2次，合并药液，早晚分2次服用，每日1剂。延胡索味辛、性微温，可活血、利气、止痛，用于胸胁、脘腹疼痛，经闭痛经。本方适用于气滞血瘀之痛经、月经不调。

红花白酒煎剂

红花18～30克，白酒300毫升。用白酒煎红花，煎至约150毫升，分2次服用。若疼痛不减，再服1剂。红花适用于妇女腹中刺痛有瘀血者，症见月经色黑，有血块，瘀血下则疼痛减轻。

香油炸面丸

白面、红糖、鲜姜各150克，放在一起捣碎调匀，将其揉成丸状，用香油炸熟吃。经期前3天服用，每日服3次，可服3～5天。轻者1个经期，重者3个经期即好。本方适用于痛经。

维生素B_6加蜜牛奶

维生素B_6和加入蜂蜜的牛奶可减轻妇女痛经之苦。建议妇女在经期前后服用维生素B_6，睡前最好喝1杯加蜂蜜的热牛奶。

小茴香茶

小茴香10克，生姜3片。水煎后分2次服用。在月经来前的3～5日开始服用，每日1剂，连服3～5剂，可连用3～5个经期。经期忌食鱼腥和生冷食品。

益母草方

益母草60克。水煎服。或用益母膏，每日2次，每次服1勺，以开水或红糖水调服，适用于痛经。

蒲黄、五灵脂各15克，丹参30克。水煎服。适用于行经不畅，腹痛拒按，血色紫黑且有血块者。

香附丹芍汤

香附、丹参、白芍、益母草各9克，先以3碗水浸泡半小时，放火上煮开后倒出药液，药渣再用2碗水煎成1碗，将前后药液混合后分成4份，3餐饭前各服1碗，睡前1小时再服1碗。经痛时服用，最好是在行经后1周内服用2～3剂，病情较重者可服3～5剂。如果服本方2～3剂后仍未见效，则宜到医院作进一步检查，因为对某些肿瘤患者本方可能无效，而这类病又常会造成月经失调。

红糖方

鲜姜（干品减半）、红糖各15克。水煎温服。

艾叶6克，红糖15克。水煎服。最好在腹痛前先服1～2剂，痛时续服。以上两方适用于经期小腹疼痛。

红糖500克，姜150克。姜洗净切成碎末，与红糖拌匀（不加水），放蒸锅内蒸20分钟。每月月经前3～4天开始服用，每日早晚各1勺，用温开水冲服，连服2剂。

韭菜250克。先将韭菜洗净，然后甩掉水分，再用凉开水冲洗两遍，切成段；放在果汁机中加半碗水或1碗水打汁，然后用纱布将韭菜汁滤出备用；另外取2～3勺红糖加半碗水煮开，关火后再将打好的韭菜汁冲进煮沸过的红糖水中，立即饮用，1次喝完最好，如1次喝不完可等半小时后再喝。在发病时每日1次，连续服用2～3天即可。每次服用之后，可趴着小睡一会，或者俯卧片刻。如果是在外面，一时用具不全，也可以将红糖与韭菜放在塑料袋中搓至出水，然后饮用其汁液也有效，要注意韭菜务必洗净。

益母草香附水泡脚法

取益母草、香附、乳香、没药各20克洗净，一同放入锅中，加清水适量，浸泡20分钟，煎数沸，取药液与100毫升沸水同入脚盆中，趁热熏蒸，待温度适宜时泡洗双脚，每日2次，每次40分钟。本方具有温经散寒、活血止痛、理气散结的功效，适用于痛经。

艾叶益延水泡脚法

取艾叶、益母草、延胡索各20克。将以上药材洗净，一同放入锅中，加清水1000毫升，煎沸10分钟后，将药液倒入脚盆内，待温度适宜时浸泡双脚，每日1次。月经前1周开始治疗至经行停止，也可每日1剂，头煎内服，2、3煎泡脚。本法适用于痛经。

敷白药

云南白药适量。以白酒调为稀糊状，填于肚脐处，外用胶布固定，并可用热水袋热熨肚脐处，每日2～3次，每次10～15分钟，药糊每日换1次，连续3～5天。本法适用于痛经。

月经过少

月经过少是指月经周期正常，月经量明显减少（<20毫升），或经期不足两天，甚至点滴即净者，又称“经量过少”“经少”等。西医学认为其病因为子宫发育不良、性腺功能低下及计划生育手术导致月经过少。中医学认为其病因为精亏血少，冲任亏虚，经血乏源；或者瘀血内停，痰湿阻滞，冲任壅塞，血行不畅。

当归黄芪阿胶汤

当归、黄芪、何首乌各15克，阿胶12克。所有药材水煎服。当归味甘、辛、微苦，性温，香郁行散，具有补血、活血、调经止痛、润肠通便的功效。本方适用于血虚、头晕眼花、形瘦、面色淡黄、经色淡等症状的月经过少者。

枸杞炖羊肉

羊腿肉400克，枸杞子30克。羊肉整块用沸水煮透，放冷水中洗净血沫，切块；锅中油热时，加入羊肉块、姜片煸炒，烹入料酒炝锅，翻炒后倒入枸杞子、清汤（2000毫升）、盐、葱，烧沸，去浮沫，小火煮1～1.5小时，待羊肉熟烂，去葱、姜，入味精调味。枸杞子可补肾养血。本方适用于肾阳亏虚而致月经少或点滴不净，色淡红或暗红，质稀，腰膝酸软。

不孕

育龄夫妇性生活正常，同居、未避孕，2年内从未妊娠者为不孕。中医学认为女子不孕多由先天禀赋不足，或肾阴不足、胞宫虚冷；或素体虚弱，阴血不足，胞脉失养；或情志不畅，肝气郁结，气血失和；或素体肥胖、恣食膏粱厚味，脾肾阳虚，蕴生痰湿，气机阻滞，冲任不通；或血瘀凝结，积于胞中等引起。

益母草红糖膏

新鲜益母草1000克，红糖适量。益母草洗净，切段，水煎50分钟，去渣，加红糖，继续用温火煎熬成膏状。每日服5次，每次1汤匙。注意：寒证（手脚凉、怕冷等）煎药时加红糖，如为热证（易口渴、便干等）加白糖。益母草性微寒，味苦辛，可祛瘀生新、活血调经，是历代医家用来治疗妇科疾病之药。

枸杞肉丁

猪肉250克，枸杞子15克，番茄酱50克。猪肉洗净后切成小丁，用刀背拍松，加酒、盐、水淀粉拌匀，腌渍15分钟后，洒上干淀粉，用六七成热的油略炸后捞出，待油热后再炸并捞出，油沸再炸至酥；枸杞子磨成浆调入番茄酱、糖、白醋，制成酸甜卤汁后倒入余油中炒透，投入肉丁拌匀即可。

枸杞子味甘、性平，具有补气强精、滋补肝肾、暖身体的功效。本方适用于阴虚之不孕患者。

乳腺炎

乳腺炎是指乳腺的急性化脓性感染，多见于妇女哺乳期，尤其是产妇。乳腺炎的危害是较大的，初起时乳房肿胀、疼痛，肿块压痛，表面红肿，发热；如继续发展，则症状加重，乳房搏动性疼痛。严重乳腺炎患者可伴有高热，乳房肿痛明显，局部皮肤红肿，有硬结，患侧腋下淋巴结肿大。

● 蒲公英地丁汤

蒲公英50克，地丁20克，露蜂房10克。上述药材水煎，去渣取药液，再煎1次，合并药液，分2次服用，每日1剂。蒲公英可清热解毒、消肿散结，适用于乳腺炎热毒炽盛者。

● 黄花菜炖猪蹄

干黄花菜50克，猪蹄200克，清汤、料酒、精盐、味精、姜片、葱段各适量。将泡好的干黄花菜去根，洗净，切段；将猪蹄去毛洗净，放入沸水锅中煮5分钟，捞出；起火上锅，放入猪蹄、清汤、料酒、精盐、姜片、葱段，用大火烧沸后，改用小火煨炖，大约1小时后，放入黄花菜段，烧至肉烂时，放入味精，即可出锅。

● 桃仁汤

大黄、赤芍、桃仁各15克。水煎服，每日1剂，分2次服用。一般服药1～3剂即可治愈。本方可通便泄热，适用于急性乳腺炎。

仙人掌贴敷法

取新鲜仙人掌或仙人球适量，除去表面的刺和绒毛，捣泥，敷于乳房患处，上盖纱布，每日更换数次，使敷料保持湿润，至红肿消退为止。本法适用于急性乳腺炎引起的乳房红肿胀痛。

黄菊花蚤休金银花外敷法

黄菊花、蚤休、金银花各适量。以上药材共研末，用醋调匀，外敷患处，用纱布覆盖并固定，每日3次。本法适用于乳腺炎、腮腺炎。

新鲜葡萄叶外敷法

新鲜葡萄叶洗净，捣烂为泥。敷于乳房周围，用纱布包好。每4小时换药1次，数次可愈。本法适用于乳腺炎初期。

鲜大葱

先用葱白200克煎汤，用毛巾浸泡药液，热敷乳房20分钟，再将葱白250克捣烂敷患处，每日2次。本法可发表通阳，解毒散结，适用于哺乳期急性乳腺炎。

按揉肿块

坐姿，以润滑油或滑石粉作为推拿介质。用健康一侧手指抵住乳房肿块，顺时针方向轻轻按揉5分钟。每日2～3次。用双手的四指托住乳房，双手的拇指在肿块上向乳头方向交替地抹、推、揉，使乳汁从乳腺口流出。每日2～3次。

急、慢性盆腔炎

盆腔炎是指女性盆腔生殖器官炎症及周围结缔组织和盆腔腹膜发生炎症反应的统称，包括子宫体炎、输卵管卵巢炎、盆腔结缔组织炎及盆腔膜炎等，为妇科常见病之一。盆腔炎常见的发病原因为分娩及流产后的感染，性生活、经期性交等均可导致病原体的侵入而引起炎症。

金荞麦煎剂

金荞麦45克，土茯苓30克，败酱草25克。所有药材水煎内服，每日1剂，分2次服用，适用于慢性盆腔炎、阴道炎等。

金荞麦可清热解毒，适用于肺脓肿、咽喉肿痛、风湿性关节痛。

白芍蒲公英汤

当归、木通各12克，白芍18克，桂枝9克，细辛3克，甘草6克，萆薢15克，蒲公英30克，金银花24克，大枣3颗。每日1剂，水煎服。1剂水煎2次，取汁400毫升，早晚分别服用，10天为1个疗程。本方可温经散寒、养血通络、清热解毒、利湿，适用于慢性盆腔炎。

桃仁红花汤

桃仁、红花各10克，生地黄20克，大米100克，白糖适量。将桃仁、红花、地黄用干净纱布包好，与大米同入锅，加清水共煮，粥煮熟后去药包，调白糖煮沸即可。本方适用于急性血瘀型盆腔炎，症见小腹疼痛明显、腰部疼痛、有下坠感、肛门排便感、白带黄或黄赤。

蒲公英汤

蒲公英25克，紫花地丁30克，鸭跖草20克。所有药材水煎2次，合并药液，分2次服用，每日1剂。本方可清热解毒，适用于慢性盆腔炎。

莲子排骨汤

莲子40克，芡实30克，枸杞子20克，怀山药25克，猪排骨200克。将猪排斩成大块，用沸水焯一下，洗去浮沫，与莲子（去心）、芡实（去杂质）、怀山药、枸杞子一起放入砂锅中，加水、料酒、盐、胡椒、姜、葱等，用中火炖1小时，再加少量味精调味，即可食用。

枸杞子可补益肝肾精血；莲子、芡实清心和胃、固涩下焦；怀山药健脾益气，以实坤宫；猪排骨能够坚筋骨而益肾。本方对于肝肾不足、湿热下注的盆腔炎患者康复有非常好的疗效。

白花蛇舌草

白花蛇舌草50克，入地金牛9克，穿破石15克。每日1剂，水煎服，适用于盆腔炎。

赤芍、蒲公英外洗法

取赤芍10克，蒲公英15克，败酱草20克。将赤芍、蒲公英、败酱草洗净，放入锅内，加适量水，煎煮约半小时，取汁100～150毫升，经阴道灌入。每日1次，5次为1个疗程。最多用2个疗程，月经期暂停使用本方。

黄柏红藤

黄柏、苍术、香附各12克，红藤、败酱草各30克，白芍20克，甘草8克。水煎服，每日1剂，分3次服用。本方可清热燥湿、活血清带，适用于慢性盆腔炎。

大黄、牡丹皮、桃仁药外敷法

取大黄300克，牡丹皮200克，桃仁150克，冬瓜100克，芒硝120克。将前4味药材共研为末，分3份，用时取1份，加米醋拌匀，拌入芒硝40克，装入布袋后放锅内蒸热，热敷于小腹，药袋上加热水袋，温度以热而不烫为宜，每日早晚各敷40分钟，每袋用2～3日，6～9天为1个疗程，4～5疗程为宜。

大黄外敷法

大黄100～200克。研细末，以米醋调成糊状，直接敷于下腹部，保持湿润，随时可以加醋，适用于湿热蕴结型慢性盆腔炎，腰腹疼痛，带下量多、色黄。每天再以大黄30克水煎液冲洗阴道，并保留灌肠。

芒硝大蒜泥外敷法

芒硝100克（细末）、大蒜泥50克，加入少量温水，调成糊状，纱布包好，敷贴于下腹疼痛处，20分钟后皮肤潮红即取下。本法适用于急、慢性盆腔炎，症见腰腹疼痛，带下量多、色黄，尿黄便秘。

阴道炎

阴道炎是阴道黏膜及黏膜下结缔组织的炎症，是妇科门诊常见的疾病。正常妇女的阴道对病原体的侵入有自然防御功能，但当阴道的自然防御功能遭到破坏，病原体则易于侵入，从而导致阴道炎症。幼女及绝经后妇女由于雌激素缺乏，阴道上皮薄，细胞内糖原含量减少，阴道抵抗力低下，易受感染。

百部乌梅汤

百部15克，乌梅30克，白糖适量。将百部和乌梅加适量清水煎煮，煎好后去渣取汁，加入适量白糖煮沸。趁热服用，分2～3次服完，每日1剂，连用3～5日。

乌梅可清热利湿、杀虫，适用于湿热型滴虫性阴道炎，症见带下黄稠、有异味，阴痒明显。

黄柏汤

黄柏100克，甘草、花椒、白芷各50克。以上药材加水1500毫升，煎至1000毫升，倒出药液，待药温适宜时，坐浴20～30分钟。每日1剂，早、晚各1次。本方可清热解毒、祛风止痒，适用于老年人阴道炎。

马齿苋白果鸡蛋汤

取3个鸡蛋打碎，取蛋清，把鲜马齿苋60克、白果仁7个混合捣烂，用鸡蛋清调匀，用刚煮沸的水冲好，空腹服用，每日1剂，连服4～5日。马齿苋可清热解湿、止带，适用于细菌性阴道炎，症见湿热下注、白带黄稠、小便黄。

● 怀山鱼鳔瘦肉汤

怀山药30克洗净，猪瘦肉250克洗净，切块；鱼鳔15克用水浸发，洗净，切丝；把全部用料放入锅，加清水适量，大火煮沸后，改小火煲2小时，调味食用。怀山药可滋阴补肾、涩精止带，适用于老年人阴道炎，证属肝肾阴虚，症见腰酸脚软、头晕耳鸣、带下不止，也适用于产后血虚、眩晕。

● 茶包外敷法

茶包中的单宁酸具有止痒的作用，可缓解阴道炎的炎症。用沸水冲泡茶包，泡开后放进冰箱里冷却后敷在患处即可。

● 连翘汁塞阴道法

连翘100克（中药店有售），放砂锅中加水600~700毫升，煎取200毫升，过滤去渣，温度适宜时用小块无菌纱布浸药汁后塞入阴道。每日1次，每次保留3~4小时，连用至愈。

● 甘草汁熏法

将甘草30克用水煮约20分钟后，去渣取液即可，熏洗外阴部。本方可有效减轻阴道炎炎症。

● 五倍子石榴皮熏法

五倍子、石榴皮、蛇床子、白鲜皮、黄柏各24克，枯矾6克。将以上药材水煎，去渣取液。熏蒸、坐浴和冲洗外阴、阴道15分钟，每日2次，连用6天为1个疗程。本法适用于滴虫性阴道炎。

苦参茶熏法

绿茶25克，苦参150克。将绿茶、苦参加入水1500毫升共煮10分钟后，趁热先熏后洗患处（也可酌情加少量明矾）。每天使用1次。苦参茶能够清热泻火，有效缓解阴道炎的不适症状。

大蒜汁疗法

将大蒜洗净，捣烂取汁，纱布消毒后用大蒜汁浸透，然后将其塞入阴道内30分钟，每日1次。因其刺激性强，易灼伤黏膜，所以阴道以蒜汁施治应在医生指导下进行。大蒜汁可有效杀灭真菌，局部外用效果也不错。

苦参龙蛇汤

苦参、蛇床子、龙胆草、夏枯草、栀子、黄柏、白头翁、蒲公英各40克，白矾20克。以上药材加清水2500毫升，煎至2000毫升，倒出药液，坐浴熏洗（先熏后洗，再坐浴）阴道20分钟，每日1剂，早、晚各1次。本方可清热利湿、杀虫止痒，适用于滴虫性阴道炎。

宫颈炎

宫颈炎是育龄妇女的常见病，有急性和慢性两种。急性宫颈炎常与急性子宫内膜炎或急性阴道炎同时存在，实际生活中以慢性宫颈炎多见。其症状主要表现为白带增多，呈黏稠的黏液或脓性黏液，有时可伴有血丝或夹有血丝。急性宫颈炎白带呈脓性，伴下腹及腰骶部坠痛，或有尿频、尿急、尿痛等膀胱刺激征。慢性宫颈炎是由行经和性生活对宫颈的刺激所致。

野芝麻汤

野芝麻15克。洗净，放入锅中，加水适量，水煎服，每日1剂，分2次服用。野芝麻可治肺热、咯血、血淋、白带、月经不调、跌打损伤、宫颈炎。

天花粉栀子芦根汤

天花粉、栀子各15克，芦根、绿豆各30克。所有药材水煎内服，每日1剂，分2次服用。天花粉可清热解毒，利湿。本方适用于宫颈炎湿热证，症见小便短赤、涩痛等。

鸡冠花瘦肉汤

鸡冠花20克，瘦猪肉100克，红枣（去核）10颗。将鸡冠花、红枣、猪瘦肉洗净；把全部用料一起放入砂锅，加入适量清水，大火煮沸，改小火煮30分钟，调味即可。鸡冠花有白色、红色两种，白色的以渗湿清热为主，治白带；红色的除清热利湿外，还能治赤白带，使用时可按症候不同选用。本方具有清热利湿止带的功效。

赤石脂海螵蛸散

赤石脂、海螵蛸各18克。两药材共研成细末。每次服3克，每日3次，适用于宫颈炎赤白带下。

儿茶软膏

儿茶15克，白矾10克，黄柏5克，冰片3克。以上药材共研为极细的粉末，加适量香油或豆油，调成软膏状，储存于瓶中备用，或用时调制。先对阴道、宫颈常规消毒后，再将软膏涂患处，每次取软膏1克。

若为湿热下注的阴道炎症（如阴道炎、滴虫阴道炎），采用六药汤（百部、苦参各30克，蛇床子50克，艾叶20克，白矾、防风各15克煎水，趁热先熏后洗再坐浴后上药）。本方可消炎活血、收敛生肌，适用于宫颈糜烂。

儿茶参柏散

儿茶、苦参、黄柏各25克，白矾20克，冰片5克。先将儿茶、苦参、黄柏洗净干燥后粉碎，过120目筛。另将白矾、冰片研成细面，与以上药粉混匀，储存于瓶中备用，密封好勿漏气。同时每取本药5克，用麻油调成糊状。上药时，先用干棉球擦拭阴道，再将带线棉球蘸已调好的药糊，放在糜烂面上。24小时内将棉球取出。每隔2天上药1次。本方可清热利湿、收敛活血，适用于宫颈糜烂。

儿茶涂抹法

取儿茶适量研细末，用温水加3克盐化开后，冲洗宫颈，然后将药末均匀地涂撒患处，每日1次，5天为1个疗程，适用于宫颈炎。

● 五倍子涂抹法

取五倍子、枯矾各一份研细末，加甘油调成糊状，用棉签蘸药粉涂子宫颈管口内外，每日1次，15次为1个疗程。病较重者可连用1个疗程。月经时，可以暂停用药。本法适用于慢性宫颈炎。

● 鸡蛋清塞宫颈法

鸡蛋清适量。宫颈部位用生理盐水擦拭干净，用鸡蛋清涂抹患处，然后再用蘸满蛋清的棉球塞子宫颈处，次日取出，连用5天为1个疗程。本法适用于宫颈糜烂有出血者。

● 金银花甘草塞阴道法

取金银花、甘草各等量研细末，先用温盐水将阴道分泌物冲洗干净，用带线的药棉蘸药末放入阴道，每晚1次，12小时后拉出药棉，5天为1个疗程。本方可清热解毒，适用于宫颈炎。

卵巢囊肿

卵巢囊肿属卵巢肿瘤的一种，各种年龄均可患病，但以20～50岁的女性最为多见。卵巢肿瘤是女性生殖器的常见肿瘤，有各种不同的性质和形态，其中以囊性肿瘤多见，恶性病变的程度很高。早期诊断困难，就诊时70%已属晚期，很少能得到早期治疗，5年生存率始终徘徊在20%～30%，是严重威胁妇女生命的几种恶性肿瘤之一。

菱角薏米花胶粥

菱角500克、薏米100克、花胶（鱼肚）150克、陈皮2克、黏米适量、盐少许。所有材料洗净，菱角去皮，砂锅内加适量清水，先用猛火煲至水沸，然后放入以上材料，等水再沸起，改中火煲至黏米成稀粥，盐调味，即可食用。薏米可健脾祛湿、解毒散结、滋养肝肾；菱角是强健身体而不燥热的食品。妇女患上卵巢囊肿等生殖系统肿瘤病症可用此方法食疗。

白芥子昆布汤

白芥子、昆布、白茯苓各12克，皂角刺、当归、白芍、绞股蓝各10克，穿山甲、路路通各6克。每日1剂，水煎服，15日为1个疗程，连用1～2个疗程。阳虚者，加制附子、肉桂；气虚者，加党参、黄芪；月经量多者，加三七、炒蒲黄；黄带者，加红藤、败酱草；腹胀痛者，加元胡、川楝子；B超显示囊壁厚，内有回声者，加海藻，水蛭。此方对治疗卵巢囊肿非常有效。

山楂木耳红糖羹

山楂100克、黑木耳50克、红糖30克。山楂水煎约500毫升去渣，加入泡发的黑木耳，小火炖烂，加入红糖即可，可服2～3次。山楂可活血散淤、健脾补血。本方适用于子宫肌瘤、卵巢囊肿、月经不畅。

良性卵巢囊肿外敷疗法

取一些三七花捣烂，敷在左侧血海穴和右侧中封穴上，外面用纱布和胶布固定，每天晚上贴，次日早晨揭下。用三七花敷左侧血海穴可削弱脾气的力量；而敷贴中封穴则可直接给肝补气。卵巢囊肿产生的根本原因是脾气过旺导致肝气虚弱。三七花色青，最能补肝。

卵巢保养按摩方

找到踝关节上的三阴交，踝关节旁边的照海穴，自己用食指在这些穴位上点按，每天2～3次，每次20分钟，可促进女性内分泌和生殖系统功能的改善。

更年期综合征

更年期综合征是由雌激素水平下降而引起的一系列症状。更年期妇女由于卵巢功能减退，垂体功能亢进，分泌过多的促性腺激素，引起自主神经功能紊乱，从而出现一系列程度不同的症状，如月经变化、面色潮红、心悸、失眠、乏力、抑郁、多虑、情绪不稳定、易激动、注意力难以集中等，称为更年期综合征。

益智仁粥

益智仁5克，糯米50克，盐适量。益智仁研末；糯米煮粥，然后调入益智仁末，加盐适量，稍煮片刻。每日早晚餐温热服。益智仁可补肾助阳、固精缩尿。本方适用于妇女更年期综合征以及老年人脾肾阳虚、腹中冷痛、尿频、遗尿等。阴虚血热者忌服。

莲芡粥

莲子（去心）、芡实（去壳）各60克，鲜荷叶1块。上述材料洗净，鲜荷叶撕成小片，与适量糯米煮粥，也可加适量砂糖服食。莲子味甘、性平，具有补脾止泻、益肾固精、养心安神等功效。芡实自古就是永葆青春活力、防止未老先衰的良物。本方适用于更年期综合征、心烦、失眠。

决明子汤

决明子、紫地榆、带皮的桑枝各20克。在以上药材中加入2碗水，煎20～30分钟，煎至量为1碗时即可饮用。连服3～4个月。本方在月经停止、身体感到异常时即可用。

糯米灵芝粥

糯米、灵芝各50克，小麦60克，白砂糖30克。将糯米、小麦、灵芝洗净，再将灵芝切成块，放入砂锅内，加水1碗半，用小火煮至糯米、小麦熟透，加白砂糖即可。每日1次，一般服5～7次有效。灵芝可养心、益肾、补虚。本方适用于妇女心神不安、更年期综合征。

浮小麦汤

浮小麦20克，甘草9克，大枣6枚。水煎温服。每日2次，适用于妇人脏燥（癔症）、悲伤欲哭、神经性心悸、怔忡不安、失眠等。

赤神曲汤

赤神曲、香附、乳香各一份。将以上药材共研细末。每次3克，用温黄酒送服，每日3次。适用于更年期腹痛。

白芍薄荷汤

白芍15克，牡丹皮、栀子、柴胡、白术、茯苓、当归各10克，薄荷5克，甘草、生姜各3克。将以上药材用清水洗净后，置于容器中，加水800毫升，煮至200毫升，滤出药液后再加水700毫升，煎煮至160毫升，2次药液共360毫升。每日3次，每次120毫升，饭前半小时服下，20天为1个疗程，休息7天后再服1个疗程，3个疗程即可见效。本方适用于妇女更年期综合征。

女贞子首乌水泡脚法

女贞子、制首乌各50克，苦丁茶15克洗净，一同放入锅中，加清水2000毫升，煎至水剩1500毫升时，滤出药液，倒入脚盆中，先熏蒸，待温度适宜时泡洗双脚，每晚临睡前泡洗1次，每次40分钟，15天为1个疗程。本法适用于妇女更年期综合征。

白萝卜合欢水泡脚法

取白萝卜250克，合欢皮、夜交藤各50克；将白萝卜切片，与另两味药材同入药锅，加清水适量，煎煮30分钟，去渣取汁，与2000毫升沸水一起倒入盆中，待水温适宜时泡洗双脚，每日2次，每次40分钟，15天为1个疗程。本法适用于妇女更年期综合征。

柴胡白芍水泡脚法

取柴胡、白芍、香附各15克，枳壳、郁金各30克，陈皮、木香各9克洗净，一同放入锅中，加清水2000毫升，煎至水剩1500毫升时，滤出药液，倒入脚盆中，先熏蒸，待温度适宜时泡洗双脚。每晚临睡前泡洗1次，每次30分钟，20天为1个疗程。本法适用于妇女更年期综合征。

祖传救命
老偏方

文图提供

杜　峥　尚　品　柳泉吉

封面设计

夏　鹏

版式设计

阮剑锋

天天健康